Vaincre l'infection urinaire

Publié initialement en anglais par Element Books Limited,
Paru sous le titre original de : *The Natural Way: Cystitis*

Version française publiée par :
Les Publications Modus Vivendi inc.
3859, autoroute des Laurentides
Laval (Québec)
Canada
H7L 3H7

Dépôt légal: 2e trimestre 2003
Bibliothèque nationale du Québec
Bibliothèque nationale du Canada
Bibliothèque nationale de France

ISBN 2-89523-173-7

Mot de l'éditeur

Les livres de cette collection sont publiés à titre informatif et ne se veulent aucunement des substituts aux conseils des professionnels de la médecine. Nous recommandons aux lecteurs de consulter un praticien chevronné en vue d'établir un diagnostic avant de suivre l'un ou l'autre des traitements proposés dans cet ouvrage.

Vaincre l'infection urinaire

Jacqueline Young

Traduit de l'anglais par Claudine Azoulay

Consultants médicaux de la collection
Dr Peter Albright, m.d. et Dr David Peters, m.d.

Approuvé par
l'AMERICAN HOLISTIC MEDICAL ASSOCIATION
et la BRITISH HOLISTIC MEDICAL ASSOCIATION

MODUS VIVENDI

Remerciements

J'aimerais remercier tous ceux et celles qui ont partagé leur expérience de la cystite avec moi ainsi que tous les praticiens qui m'ont fait profiter de leur expertise et des cas qu'ils ont eu à traiter. Ce sont, entre autres, Richard Blackwell, BmedSci, MBAcC; Joe Goodman, ND, DO, DrAc; Professeur Laurie Hartman, DO, MRO, PhD; Clare Harvey, DipShenTao, MIFVM; Dr Connie Hernandez, ND; Dr Richard James, MB, BS, LicAc, MBAcC, MBMAS, DipHumPsych; Dr Julian Kenyon, MD, MB, ChB; Dr Patrick Kingsley, MB, BS, MRCS, LRCP, FAAEM, DA, DObst, RCOG; Jane Lethem, MPsychol; Naresh Maini, BPharm, MRPharmS; Felicity Moir, DipHerb, MBAcC; Deirdre St. John, DO, MRO; Gretchen de Soriano, MRCHM, MKANPO, MBAcC, DipMCCA et Roger Newman Turner, BAc, ND, DO.

Mes remerciements vont également à Alison Gould de l'*Acupuncture Research Resource Centre*; Peter Deadman, rédacteur en chef du *Journal of Chinese Medicine*; Rohit Mehta et Gareth Cork du *Nutri Centre*, Londres; Martin Powell de *East West Herbs*; Caroline Guy et Samantha Christie de *Lamberts Healthcare Ltd* et Sandra McDade, qui m'a fourni des références et des informations sur les produits; Dr Andrew Lockie et *Penguin Books* ainsi que Dr Patrick Kingsley et *Ebury Press* pour m'avoir autorisée à publier des extraits de leurs livres; Angela Kilmartin et *Thorsons/HarperCollins* pour m'avoir autorisée à reproduire leur technique de toilette à la bouteille et Angela elle-même pour ses commentaires et son enthousiasme indéfectible pour la prévention de la cystite; Chris McLaughlin et Sheila Brown pour leur aide dactylographique; au directeur et à la directrice de collection Richard Thomas et Julia McCutchen de *Element Books* pour leur patience et leurs encouragements; et enfin mon précieux et adorable fils, Michael, qui a dû supporter toutes les heures que sa maman a passées à l'ordinateur et qui a continué à la faire rire entre-temps, et tous ceux et celles qui se sont occupés de lui, en particulier ma mère, Joanne Angel, Don Angel, Angela, Elena, Emma et Louise.

Table des matières

Table des illustrations

Je dédie ce livre à

Angela Kilmartin

qui a permis, plus que quiconque,
de sensibiliser le public et le corps
médical à la cystite et qui a
montré comment la prévenir.

Introduction

La cystite est une affection de la vessie qui touche des millions d'adultes et d'enfants chaque année dans le monde. Ses symptômes – sensation de brûlure en urinant, douleurs abdominales et fièvre – sont très incommodants et générateurs d'angoisse. La cystite est bien souvent une affection récidivante qui a un effet dévastateur sur la qualité de vie de la personne atteinte. Dans certains cas, elle peut être dangereuse et même mortelle si l'infection n'est pas traitée et qu'elle touche les reins.

Il faut savoir néanmoins que, dans une large mesure, nous pouvons prévenir la cystite en suivant certaines règles d'hygiène et en modifiant nos habitudes alimentaires et notre mode de vie. Il n'y a aucune raison pour supporter autant de souffrance et ce qui nous empêche de l'éviter, c'est tout simplement l'ignorance. Adultes et enfants ne connaissent pas les méthodes de prévention et ce qui est encore plus regrettable, c'est que beaucoup de membres du corps médical refusent toujours de reconnaître les causes réelles de la cystite ainsi que les meilleurs moyens de la prévenir.

La cystite est un sujet peu prestigieux et la profession médicale a été longue à reconnaître les différentes formes de cystite ainsi que leurs causes. On avait l'habitude de prescrire systématiquement un traitement antibiotique qui provoquait bien souvent une candidose vaginale puis une réinfection. Depuis quelque temps, des pionniers venus de la profession aussi bien que de l'extérieur se sont penchés sur la cystite. Ils en sont arrivés à faire une distinction entre cystite bactérienne et non bactérienne et à souligner le rôle d'autres facteurs tels que les candidoses et les allergies alimentaires.

Ainsi, nul ne peut alléguer l'ignorance et il revient à chaque professionnel de la santé, et bien sûr à chaque adulte, de s'informer au sujet de la cystite et de transmettre ses connaissances aux enfants afin que ces derniers n'aient plus une vie gâchée par la souffrance.

Il faut également entreprendre de nouvelles recherches afin de déterminer pour quelles raisons certaines personnes souffrent de cystite et d'autres non. Il ne suffit pas de réduire la cystite à une invasion de bactéries ou à une inflammation de tissus. Nous devons aussi chercher à savoir pourquoi le système immunitaire de ces sujets a été impuissant à se débarrasser de ces bactéries ou pourquoi leurs tissus se sont irrités et n'ont pas réussi à se cicatriser. Il se peut que leur état général et leur énergie soient déficients, leur alimentation mal équilibrée et leur rythme de vie trop exigeant. Ils pourraient également présenter un déséquilibre organique qui les prédisposerait à la cystite. En les examinant puis en les traitant dans leur globalité, et non en soignant uniquement un problème de vessie, nous avons sans doute plus de chances de les soulager de cette affection et d'améliorer du même coup leur santé en général.

Dans cette optique, les thérapies naturelles peuvent nous aider à soigner la cystite. Jusqu'à présent, on les a carrément ignorées ou laissées au second plan alors qu'elles ont beaucoup à offrir, tant pour le traitement de la maladie que pour les mesures préventives personnelles. Les traitements d'homéopathie ou de phytothérapie peuvent renforcer le système immunitaire et soulager l'irritation de la vessie, l'acupuncture améliorer les fonctions urinaires, et les thérapies à caractère physique dynamiser la circulation dans tous les organes de la cavité pelvienne. Les thérapies naturelles permettent de s'attacher aux aspects psychiques et émotionnels reliés à la cystite. Bien trop souvent, craintes et angoisse ont un rôle à jouer dans la manifestation de cette maladie.

Les cours de formation en médecines naturelles ainsi que la sensibilisation à ces thérapies auprès du public ne cessent de croître. En outre, les recherches sur leur efficacité se multiplient elles aussi et la coopération entre praticiens de ces disciplines et membres du corps médical augmente sans arrêt. Il est à espérer que ces progrès vont finir par mener à une approche plus globale de la santé et de la maladie qui fera appel à ce qu'il y a de mieux dans chaque système médical.

J'ai moi-même souffert de cystite récidivante depuis mon adolescence jusque dans la vingtaine, époque où j'ai découvert le livre avant-gardiste d'Angela Kilmartin, *Understanding Cystitis*, qui a littéralement changé ma vie et mis fin, pratiquement du jour au lendemain, au calvaire que je vivais à cause de cette affection. Durant les deux décennies suivantes, par le biais d'une formation et d'une pratique dans les deux approches médicales, conventionnelle et complémentaire, je me suis particulièrement intéressée à la cystite ainsi qu'à sa prévention. Grâce à cette expérience en recherche aussi bien que clinique, j'ai été en mesure d'aider un nombre considérable de personnes, à commencer par moi-même, à se débarrasser une fois pour toutes de la cystite. C'est vraiment un plaisir pour moi que d'avoir l'occasion, grâce à ce livre, de partager mes connaissances avec d'autres personnes et de leur faire bénéficier de mes découvertes.

Le présent ouvrage a pour principal objectif de faire comprendre que d'associer soins personnels éprouvés, approche médicale conventionnelle et thérapies naturelles constitue véritablement la meilleure manière de soigner la cystite. Je suis convaincue qu'une telle approche peut nous permettre de nous débarrasser pour de bon de cette affection tout en nous assurant bonne santé, énergie et bien-être.

CHAPITRE 1

Qu'est-ce que la cystite?

Quels sont les causes et les symptômes de la cystite et qui affecte-t-elle?

La cystite est une inflammation de la vessie causée soit par une infection attribuable à des bactéries, soit par une irritation des tissus délicats qui tapissent la vessie et les voies urinaires. Cette affection constitue l'un des troubles les plus courants de l'appareil urinaire et l'une des plaintes les plus fréquentes dans les cabinets de médecins. Elle représente des millions de consultations par an dans le monde et constitue une cause majeure d'absentéisme au travail, surtout chez les femmes.

Le terme cystite signifie littéralement inflammation de la vessie (le préfixe « cyst » vient du grec *kustis,* qui veut dire vessie, et *ite* est le suffixe qui désigne une inflammation). Cette affection se traduit par une envie fréquente d'uriner et une sensation de brûlure à la miction. Les troubles peuvent aller d'une légère gêne à une souffrance insupportable. Dans les cas les plus bénins, la cystite cause un léger inconfort alors que, au plus fort de la maladie, elle provoque une douleur intolérable et peut même représenter un danger si elle n'est pas soignée, car elle peut entraîner de graves problèmes rénaux.

Bien que la cystite affecte surtout les femmes, les hommes et les enfants, surtout les fillettes, peuvent en souffrir aussi. La majorité des gens atteints sont réticents à parler de cette affection douloureuse et gênante alors qu'elle a des répercussions importantes sur leur vie quotidienne: horaires de travail et vie personnelle perturbés, vie sociale détruite, rapports sexuels impossibles, relations personnelles brisées, épuisement et désespoir.

Les causes de la cystite

Les causes de la cystite sont nombreuses et variées. L'une parmi les principales, c'est l'infection bactérienne de l'urètre (le canal qui conduit à la vessie) due à des bactéries qui proviennent des orifices constitués par l'anus et le vagin. L'importance de l'invasion bactérienne dépend de l'état du système immunitaire du sujet, qui va plus ou moins permettre de combattre ces bactéries et de s'en débarrasser. Certains problèmes anatomiques peuvent également être à l'origine de l'affection. Par exemple, des polypes peuvent obstruer l'évacuation de l'urine ou encore des lésions présentes sur les muqueuses de l'urètre ou de la vessie vont constituer un site idéal pour la multiplication des bactéries.

D'autres facteurs d'ordre non bactérien tels que l'alimentation, le mode de vie et les allergies doivent également être pris en considération. Ils peuvent être à l'origine de l'inflammation des tissus qui tapissent l'urètre et la vessie. La douleur survient lorsqu'une urine acide traverse la muqueuse irritée.

Ces différentes causes sont traitées en détail au chapitre 3.

Les symptômes de la cystite

Bien que les symptômes diffèrent d'une personne à l'autre, la plupart des gens ressentent plusieurs des symptômes suivants, sinon tous:

- **Une sensation de brûlure à la miction**. La sensation peut aller d'un léger inconfort à une douleur atroce.
- **Une envie fréquente d'uriner**. Bien que l'on ait très souvent besoin d'aller aux toilettes, on n'est capable d'éliminer que quelques gouttes à la fois. Dans les cas les plus graves, on a l'impression d'être incapable de quitter le siège des toilettes et on peut y rester un grand moment en pleine nuit à souffrir le martyre.
- **Des urines malodorantes parfois teintées de sang**. Les urines devenues plus concentrées prennent une odeur forte particulière. La présence de sang constitue un symptôme grave qui doit absolument être traité par un médecin.
- **Des douleurs abdominales et lombaires**. Des douleurs ou des élancements peuvent être ressentis dans la région de la vessie, dans le bas-ventre ou encore dans la région des reins (juste sous la ligne de taille dans le bas du dos), car tous ces organes risquent d'être atteints.
- **Une alternance de poussées de fièvre et de frissons**. Le sujet peut ressentir des bouffées de sueur en particulier au visage et au thorax puis des frissons dans tout le corps. La fièvre est présente surtout dans les cas où l'inflammation est grave alors que les frissons peuvent être le signe que les reins commencent à être touchés.

- **De l'épuisement et de l'angoisse**. La douleur et la gêne causées par la cystite sont sources de fatigue et d'anxiété. Courbatures, nausées ou maux de tête peuvent s'ajouter aux autres symptômes associés à la cystite et ils amènent le sujet à un découragement total.

Il arrive souvent que les symptômes s'aggravent la nuit, surtout si l'on a bu en moins grande quantité: l'urine est alors devenue plus concentrée. En général, les symptômes commencent par être bénins, puis ils augmentent en intensité au fur et à mesure que s'installe la cystite. Il est donc essentiel de prendre des mesures préventives dès l'apparition des premiers symptômes (voir p. 57).

Qui la cystite affecte-t-elle?

N'importe qui peut souffrir de cystite. Les femmes dans la vingtaine, la trentaine et la quarantaine, surtout celles qui ont une vie sexuelle active, sont les plus prédisposées. (Des études épidémiologiques ont démontré que les religieuses avaient dix fois moins de risques de souffrir de cystite que les femmes mariées.) Cependant, les femmes âgées, en particulier celles qui souffrent d'incontinence urinaire ou qui ont une mobilité réduite et de là une hygiène insuffisante, sont elles aussi fréquemment atteintes. Diverses recherches sont arrivées à la conclusion qu'une femme sur trois et trois fois plus de femmes que d'hommes souffriront un jour ou l'autre de cystite.

Les hommes sont moins affectés que les femmes en raison de leurs différences anatomiques (voir p. 23).

Les hommes peuvent souffrir d'inflammation urétrale, appelée urétrite non spécifique, mais dans la majorité des cas, leurs problèmes urinaires proviennent d'une hypertrophie ou d'une infection de la prostate plutôt que d'une infection de la vessie.

Les enfants aussi peuvent souffrir de cystite quoique, encore là, les filles soient beaucoup plus affectées que les garçons. Un rapport américain indique que seulement 0,05 % des garçons souffrent d'infections des voies urinaires alors que la proportion est de 2 à 5 % chez les filles. Les nourrissons de sexe féminin sont également plus vulnérables aux infections urinaires autant à cause d'une mauvaise hygiène de la part des parents que de l'anatomie même du bébé.

Le nombre de personnes atteintes pourrait même être encore plus important qu'on ne le pense puisque plusieurs études ont démontré que les symptômes de cette affection ne sont pas toujours déclarés. Au cours d'une enquête portant sur 5000 sujets choisis au hasard parmi un échantillon de 100 000 élèves, on a trouvé qu'un tiers d'entre eux présentaient des symptômes typiques de la cystite et que 13 % souffraient d'une infection des voies urinaires alors qu'ils n'avaient pas rapporté ces symptômes à leur médecin de famille. Ces chiffres prouvent que l'étendue du problème ainsi que la souffrance causée par la cystite sont considérables.

CHAPITRE 2

L'appareil urinaire

Les parties du corps touchées par la cystite

L'urine, c'est-à-dire les déchets liquides de l'organisme, est élaborée par les reins, puis acheminée vers la vessie par l'intermédiaire de deux canaux, les uretères, issus de chaque rein. La vessie est un organe creux situé à l'intérieur du bassin, qui recueille l'urine en attendant que celle-ci soit évacuée. Chez la femme, la vessie se trouve en avant de l'utérus tandis que chez l'homme, elle est placée en avant du rectum qui est l'extrémité inférieure du gros intestin.

Lorsqu'elle est vide, la vessie a environ la grosseur d'un poing et une forme triangulaire. Une fois remplie, elle ressemble à un ballon. La vessie reçoit l'urine des reins de façon continue 24 heures sur 24. Au fur et à mesure que l'urine pénètre dans la vessie par l'intermédiaire des uretères, une valve située à l'extrémité de chacun de ces canaux l'empêche de remonter vers les reins.

Les deux reins sont situés dans la partie postérieure du corps, de part et d'autre de la colonne vertébrale, juste sous les dernières côtes. Ils mesurent environ 10 cm (4 po) de long et 6 cm (2 1/2 po) de large et pèsent en moyenne 140 g (5 oz) chacun. Ils jouent le rôle essentiel de filtres du sang, en éliminant les déchets et en régularisant le taux de sodium, de potassium et de calcium. Les reins filtrent environ un litre (32 oz) de liquide à la minute et à peu près 1 % de ce liquide est évacué sous forme d'urine, elle-même constituée principalement d'urée et d'eau.

Notre organisme est constitué à 70 % d'eau et nous en perdons une grande quantité sous forme de sueur et d'urine ainsi que dans l'air que nous expirons; c'est pour cette raison qu'il nous faut constamment absorber des liquides. Environ la moitié de ce que nous buvons dans une journée est éliminée du corps sous forme d'urine.

La vessie

Au fur et à mesure que la vessie se remplit, ses parois musculaires se distendent et la pression interne augmente, ce qui provoque l'envie d'uriner. Chez la plupart des gens, la vessie peut facilement stocker jusqu'à 250 ml (8 oz) de liquide avant qu'ils ne ressentent le besoin d'uriner, mais lorsque la quantité augmente à un demi-litre (16 oz) ou plus, ils commencent à ressentir un certain inconfort.

Chez le nourrisson, la vidange de la vessie se fait automatiquement alors que chez l'adulte, le mécanisme est contrôlable par le biais du système nerveux. Ainsi, nous sommes en mesure de supporter une gêne passagère et d'attendre le moment le plus propice pour aller aux toilettes.

À mesure que la quantité de liquide emmagasinée dans la vessie augmente, les muscles de la paroi vésicale commencent à se contracter. Lorsqu'ils atteignent leur contraction maximale, l'urine est évacuée de la vessie par un canal appelé l'urètre. Le passage de l'urine dans ce canal est contrôlé par

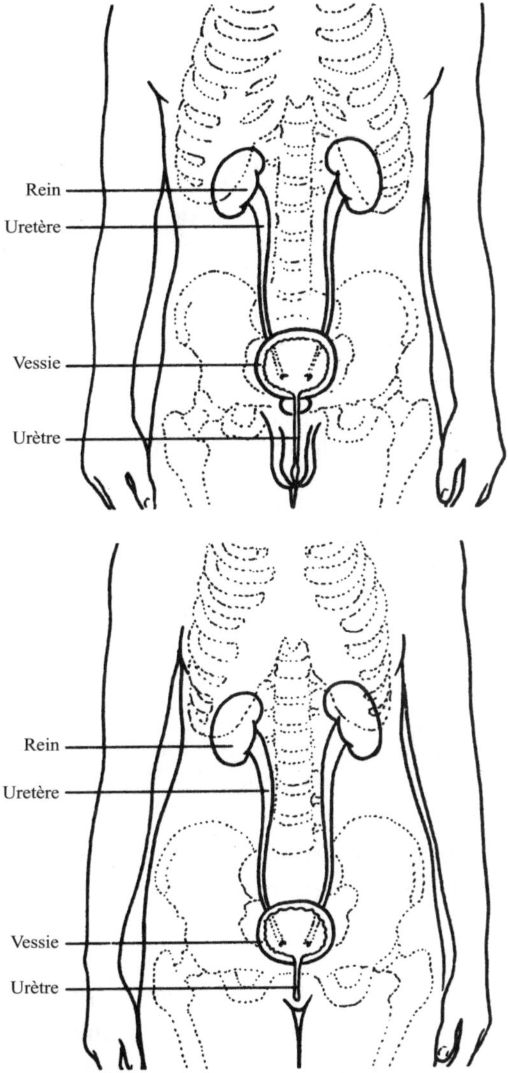

Figure 1 Appareil urinaire masculin et appareil urinaire féminin

deux valves, l'une située au sommet qui retient l'urine à l'intérieur de la vessie jusqu'au moment où le liquide doit être évacué, l'autre à l'extrémité inférieure de l'urètre.

Comment se produit une infection de la vessie?

Pour qu'il y ait une infection de la vessie, des bactéries doivent pénétrer par l'urètre, puis remonter jusqu'à elle.

Chez l'homme, l'urètre mesure de 18 à 20 cm (7 à 8 po) de long. Il traverse la prostate, puis le pénis au complet pour aboutir à l'extérieur. Il est par conséquent très difficile pour les bactéries de pénétrer dans l'organisme et de se rendre jusqu'à la vessie.

Chez la femme, en revanche, l'urètre est beaucoup plus court, environ 4 cm (1 1/2 po) de long. Il débouche directement dans la région périnéale juste en avant de l'orifice du vagin. De ce fait, des germes issus de l'anus ou du vagin peuvent aisément pénétrer dans l'urètre, puis remonter jusqu'à la vessie où ils vont causer une infection, en l'occurrence une cystite.

Ces différences anatomiques expliquent pourquoi il y a plus de risques chez les femmes que des germes pénètrent dans l'urètre et remontent jusqu'à la vessie et par conséquent, qu'elles aient davantage de cystites que les hommes.

À l'intérieur de la vessie

La paroi vésicale est constituée de quatre couches où sont présents de nombreux nerfs, vaisseaux lymphatiques et sanguins qui servent à la nutrition et à l'évacuation des déchets. Les couches externes de la vessie sont musculaires alors que les couches internes sont formées de replis de muqueuse qui se déplient lorsque la vessie se dilate. La muqueuse est tapissée de tissu très délicat, l'épithélium, qui peut facilement s'endommager et devenir l'hôte de germes éventuellement responsables d'une infection. C'est l'inflammation de ces tissus qui provoque de la douleur.

Douleur et inflammation

Les tissus fragiles de la paroi vésicale peuvent subir une inflammation à la suite d'une blessure ou d'une infection ou encore d'une irritation causée par des substances chimiques. L'urine étant acide, elle agresse encore plus les tissus déjà sensibles et cela provoque de la douleur.

Une activité cellulaire se produit dans les tissus affectés, ce qui se traduit par de l'enflure, de la chaleur et de la douleur ainsi que par la production d'histamine. Sous l'action de l'histamine, les petits vaisseaux sanguins présents dans la paroi vésicale se dilatent et coulent, ce qui augmente encore plus l'inflammation et la sensibilité dans les tissus.

Au fur et à mesure que le liquide qui s'est écoulé s'accumule dans les tissus et que les terminaisons nerveuses deviennent irritées, la douleur s'intensifie. Dans le cas de la cystite, la douleur se fait le plus fréquemment sentir au niveau de l'urètre et à la base de la vessie.

Cicatrisation et réinfection

L'organisme réagit à la cystite grâce aux globules blancs qui combattent les bactéries responsables de l'infection. Les cellules tissulaires mortes sont décomposées et expulsées et du nouveau tissu se forme. Cependant, il reste parfois du tissu cicatriciel présentant des petites fissures qui peuvent aisément se rouvrir et saigner à nouveau. Une réinfection et une nouvelle inflammation sont alors possibles et c'est une des raisons pour lesquelles la cystite peut réapparaître avec une fréquence et une gravité de plus en plus grandes.

Diagnostiquer la cystite

La première étape du diagnostic repose sur les symptômes, à savoir un besoin fréquent d'uriner, une sensation de brûlure à la miction, de la fièvre et des frissons, etc. Néanmoins, il faut absolument que soit réalisé un examen des urines afin d'identifier, le cas échéant, quelles bactéries sont présentes et quel traitement conviendrait le mieux.

Dans presque tous les cas, votre médecin vous demandera de faire un prélèvement d'urine. Vous pouvez soit recueillir vos urines dans son cabinet même, soit le faire chez vous dès les premiers signes d'infection et les apporter ensuite le plus rapidement possible pour les faire analyser. Le prélèvement des urines doit se faire dans de bonnes conditions afin d'éviter toute contamination (voir prélèvement d'urine et analyse d'urine, p. 65-66). Si l'analyse confirme la présence de bactéries, des tests plus poussés seront effectués afin de savoir quel médicament sera le plus en mesure de venir à bout de l'infection (voir p. 68 à 70).

Faire la différence entre une cystite et d'autres infections génito-urinaires

Pour différencier une infection de l'urètre, de la vessie ou du vagin, il faut prélever de l'urine du premier jet et par mi-jet ainsi que procéder à un frottis vaginal afin d'être en mesure de comparer les quantités de bactéries présentes. On peut procéder à des examens internes additionnels, échographies ou autres, pour vérifier la position des organes internes ainsi que leur fonctionnement et déceler toute anomalie éventuelle, notamment des tumeurs (voir p. 72).

Les complications possibles d'une cystite

Non ou mal traitée, une infection de la vessie peut se propager aux reins et les endommager gravement. Les détériorations causées alors peuvent être irréversibles et même mortelles. Une inflammation des reins (néphrite) se caractérise par des urines insuffisantes et teintées de sang ainsi que par un gonflement anormal du visage et des membres (œdème). À un stade plus avancé, on peut arriver à une dégradation importante des tissus présents dans les reins, qui peut conduire à une défaillance rénale. Pour éviter le risque d'infection rénale, il est primordial de diagnostiquer et de traiter convenablement une cystite.

CHAPITRE 3

Les causes fréquentes de la cystite

Les différentes causes de la cystite et leurs conséquences sur l'organisme

Les causes de la cystite se divisent *grosso modo* en deux groupes: les cystites provoquées par une infection bactérienne et celles qui sont causées par autre chose. Cependant, lors du diagnostic, cette distinction peut être faussée par deux facteurs.

Tout d'abord, de nombreux cas diagnostiqués comme non bactériens peuvent malgré tout avoir une cause bactérienne qui n'a pas été décelée en raison d'erreurs commises au cours de l'analyse d'urine. Par exemple, si la personne a bu juste avant de prélever un échantillon d'urine, si le prélèvement a été fait en fin de journée ou s'il n'a pas été conservé dans de bonnes conditions, le test peut s'avérer négatif malgré la présence de bactéries.

D'autre part, une analyse d'urine donne parfois un résultat positif alors que la cause première de l'infection peut être une immunité et une résistance affaiblies en raison d'un régime alimentaire ou d'un mode de vie inadéquats, plutôt qu'à cause de la présence de bactéries. Des germes pathogènes pénètrent continuellement dans notre organisme et ce qui est essentiel, c'est que ce dernier soit capable de les reconnaître, de les combattre et de s'en débarrasser. Lorsque le mécanisme de défense est déficient, les bactéries résistent et il se produit une infection.

La cystite bactérienne

Dans le cas de la cystite bactérienne, des germes pathogènes envahissent l'urètre et remontent jusqu'à la vessie où se produit l'infection. L'agent bactérien le plus souvent responsable est *Escherichia Coli (E. Coli)* que l'on retrouve fréquemment dans l'anus et les selles. Cette bactérie peut pénétrer dans l'urètre pour plusieurs raisons:

- la personne s'est mal essuyée après être allée aux toilettes;
- une mauvaise hygiène des parties génitales;
- certaines positions ou pratiques sexuelles;
- une mauvaise utilisation des tampons hygiéniques (portés trop longtemps ou utilisés trop fréquemment).

Des caractéristiques du mode de vie personnel (habillement, posture et utilisation de substances irritantes telles que savons ou parfums) risquent d'aggraver le problème (voir section ci-dessous).

Il est indispensable d'effectuer des analyses d'urine afin de déceler la présence de cette bactérie. Dans le cas d'un résultat positif, il faut entreprendre aussitôt un traitement, en général sous forme d'antibiotiques (voir chapitre 5) afin d'éviter que l'infection ne se propage aux reins par l'intermédiaire des uretères.

La cystite non bactérienne

On parle de cystite non bactérienne lorsqu'on observe les symptômes de la cystite, mais qu'on n'a pas décelé la présence de bactéries. Dans ce cas-ci, les symptômes sont le résultat de l'inflammation du tissu épithélial de la vessie ou celle de la muqueuse de l'urètre, qui sont dues à l'un ou à plusieurs des facteurs suivants:

- une exposition à des substances chimiques irritantes contenues dans les savons très parfumés, les déodorants ou à l'eau trop chlorée des piscines;
- des irritants et/ou des allergies alimentaires, notamment des additifs ou des arômes artificiels, une trop grande consommation d'aliments très épicés ou acides;
- une absorption insuffisante de liquides qui entraîne une déshydratation et donne une urine trop concentrée ou, au contraire, une absorption trop importante de liquides qui irritent la vessie tels que café, thé, alcool, jus de fruits et boissons gazeuses;
- une réaction à certaines formes de contraception, par exemple la pilule, les crèmes spermicides ou le latex dont sont fabriqués les diaphragmes et les capes cervicales;
- des corps étrangers comme des impuretés ou du sable présents dans l'urètre en raison d'une mauvaise hygiène intime ou de certaines pratiques sexuelles;
- une exposition de la région périnéale à une température trop chaude ou trop froide, par exemple en s'asseyant sur un radiateur ou sur un sol froid ou en gardant pendant trop longtemps un maillot de bain mouillé;
- une vibration et une friction dues à un mouvement répétitif en voyageant ou en faisant du cheval.

Ce genre de cystite est parfois appelé « cystite interstitielle », mais il faut remarquer que la fréquence d'utilisation de ce diagnostic varie énormément d'une région à l'autre ainsi que d'un pays à l'autre. Par exemple, ce diagnostic est beaucoup plus courant aux États-Unis qu'au Royaume-Uni et beaucoup plus répandu dans certains coins du nord de l'Angleterre que dans le sud. Cet écart important a fait dire à certains que la « cystite interstitielle » est une étiquette qui dépend entièrement de la manière dont certains médecins et chirurgiens posent leurs diagnostics plutôt qu'une réalité en soi. Dans certains cas diagnostiqués comme cystite interstitielle, on a fini par déceler la présence de bactéries en prélevant correctement l'urine et en refaisant les analyses.

Les facteurs de risque de la cystite

Nous allons maintenant examiner en détail les différents facteurs qui peuvent causer une cystite. Lorsqu'on veut s'aider soi-même et prévenir cette affection, il faut tout d'abord les identifier, puis prendre les mesures nécessaires afin de les modifier.

1. L'hygiène intime

La cause la plus fréquente de la cystite est une mauvaise hygiène. Chez les femmes et les fillettes, l'orifice externe de l'urètre, qu'on appelle le méat urinaire, se trouve à proximité de l'anus et du vagin. Les bactéries peuvent ainsi aisément se propager, pénétrer dans l'urètre et remonter jusqu'à la vessie. Si l'organisme est incapable de combattre et d'éliminer ces agents pathogènes, une infection se déclare. Certains irritants peuvent pénétrer dans l'organisme de la même manière (voir ci-dessous la section sur les irritants). Il est donc primordial d'avoir une bonne hygiène intime. Il faut, entre autres, s'essuyer de l'avant vers l'arrière après être allé aux toilettes, se nettoyer régulièrement et délicatement la région périnéale et toujours uriner avant et après les rapports sexuels. Nous décrivons toutes ces mesures plus en détail dans le chapitre sur les soins personnels (chapitre 4).

Une mauvaise hygiène intime peut causer une cystite chez les fillettes et même chez les nourrissons si les parents ne savent pas comment nettoyer le bébé au changement de couche ou s'ils n'apprennent pas à leurs enfants comment faire leur toilette. Chez les hommes également, une mauvaise hygiène intime, en particulier avant et après les rapports sexuels, peut entraîner une prolifération des bactéries; il est donc primordial de se laver régulièrement les mains et le pénis (voir chapitre 4).

2. Les rapports sexuels

Les rapports sexuels sont une autre cause importante de cystite tant chez la femme que chez l'homme. Si l'excitation de la femme juste avant la pénétration est insuffisante, ou bien si elle est ménopausée et qu'elle souffre de sécheresse vaginale due à une baisse du taux d'œstrogènes, le vagin n'est pas suffisamment lubrifié et il en résulte des lésions. De petites coupures dans la muqueuse vaginale ou encore une inflammation des tissus servent d'hôtes aux bactéries indésirables qui peuvent être transportées par le pénis. Elles peuvent ensuite pénétrer dans l'urètre et causer une cystite.

Des rapports sexuels très fréquents ou encore certaines positions qui supposent beaucoup de friction peuvent également irriter la paroi vaginale ou l'extrémité du pénis et rendre les tissus vulnérables à l'infection.

3. Un milieu vaginal sain

En présence d'une infection vaginale, des bactéries *E. Coli* sont présentes et peuvent passer de l'orifice vaginal à l'urètre, puis se multiplier et finir par causer une infection de la vessie.

4. La digestion

Des problèmes digestifs et de la constipation peuvent également être à l'origine d'une cystite. La constipation engendre une accumulation de toxines dans l'organisme et une diminution de ses défenses immunitaires, ce qui entraîne une plus faible résistance face à l'infection.

Une accumulation de selles dans l'intestin augmente la pression dans le bas-ventre et sur la vessie, ce qui perturbe son fonctionnement et la rend plus sensible à l'inflammation et à l'infection.

5. La position de la vessie et de l'utérus

La position de la vessie et de l'utérus dans la cavité pelvienne varie d'une femme à l'autre. Ces différences dans la position des organes influent sur la circulation du sang et le drainage de la lymphe (liquide clair transporté par les vaisseaux lymphatiques) qui, à leur tour, affectent la vulnérabilité et la résistance aux infections. La circulation de l'urine dans les voies urinaires risque elle aussi d'être affectée.

Si le col de la vessie est très étroit ou si ses muscles sont faibles, il peut être difficile de la vider complètement. L'urine qui reste alors dans la vessie constitue un bouillon de culture pour les bactéries éventuelles.

Grossesse, accouchement, hystérectomie et ménopause peuvent tous affecter le fonctionnement de la vessie et créer les conditions favorables à une cystite. Par exemple, si les muscles du plancher pelvien sont affaissés, il risque d'y avoir une descente de l'utérus qui elle-même empêche la vessie de se vidanger complètement, ce qui donne aux bactéries la chance de se développer. Du tissu cicatriciel, comme dans le cas d'une épisiotomie, peut présenter de minuscules fissures où les bactéries restent prises au piège avant de se multiplier. Enfin, des changements hormonaux entraînent une sécheresse vaginale et les muqueuses sont alors vulnérables aux infections.

6. L'apprentissage de la propreté

Les enfants à qui on a mal enseigné à aller aux toilettes peuvent souffrir de cystite. Il arrive qu'on n'encourage pas l'enfant à aller régulièrement aux toilettes ou encore à vider complètement sa vessie. Les fillettes, notamment, prennent parfois l'habitude de se retenir et d'aller aux toilettes le plus tard possible. Cette mauvaise habitude se poursuivra sans doute si l'enfant n'aime pas utiliser les toilettes de l'école ou si on lui interdit d'y aller durant les cours. Il y a de fortes chances qu'elle persiste même à l'âge adulte.

Lorsqu'on se retient d'uriner, la pression augmente à l'intérieur de la vessie et, en ne vidant pas régulièrement l'urètre, les bactéries ne sont pas éliminées et une infection peut se développer.

7. Une faiblesse congénitale

Il arrive que certaines personnes aient une prédisposition aux infections urinaires qui s'explique de trois manières: la position des organes concernés à l'intérieur du corps, la longueur de l'urètre, comme nous l'avons déjà dit, ou encore pour une raison plus « énergétique ». Selon une théorie de la médecine orientale, chaque individu naît avec une certaine dose de vitalité dont il a hérité de ses parents. Cette vitalité se manifeste par la force des méridiens des reins. Les acupuncteurs affirment que si le méridien du rein est faible de naissance, il peut y avoir une prédisposition aux infections urinaires (voir section sur l'acupuncture au chapitre 7).

8. La contraception

Certaines personnes font une réaction aux produits chimiques contenus dans les crèmes spermicides, aux différentes pilules contraceptives ou aux substances dont sont fabriqués les préservatifs. Un article récent publié dans le *New England Journal of Medicine* rapportait que parmi 800 jeunes femmes sexuellement actives, celles qui se servaient de crèmes spermicides comme mode de contraception présentaient un risque considérablement plus élevé de souffrir d'infection que celles qui avaient recours à d'autres méthodes. Le taux de risque augmentait avec la fréquence d'utilisation.

9. Les irritants

Mis à part les moyens de contraception mentionnés ci-dessus, d'autres irritants risquent de poser des problèmes: savons ou produits pour le bain et la douche parfumés ainsi que lessives beaucoup trop chimiques. Pendant un bain ou une douche, les irritants passent directement dans l'organisme par l'intermédiaire de l'eau qui entoure le méat urinaire; ils peuvent également être transmis par un linge de toilette ou encore par des douches vaginales.

Les irritants peuvent également s'infiltrer dans l'organisme par la bouche sous forme d'additifs ou de colorants alimentaires ou d'aliments auxquels la personne est allergique. Acheminées par la circulation sanguine, ces substances risquent d'irriter des tissus affaiblis par une infection précédente ou par une cicatrisation inachevée. Ils peuvent également inciter le système de défense naturelle du corps à produire de l'histamine, ce qui peut faire gonfler, puis couler les petits vaisseaux sanguins présents sur la paroi de la vessie, entraînant de ce fait une inflammation et éventuellement une infection.

10. L'alimentation et l'apport hydrique

L'alimentation joue un rôle capital dans l'apparition de la cystite de même que dans la fréquence de ses crises. Tous les aliments ont une propriété acide ou basique (alcaline), et un régime alimentaire très acide qui inclut, par exemple, une grande quantité de viande rouge, de produits laitiers, de sucre et d'alcool qui acidifient tous l'organisme, peut augmenter l'acidité de l'urine et aggraver les symptômes de cystite.

L'équilibre des vitamines et des minéraux dans l'organisme est lui aussi important, surtout le taux de sodium et de potassium qui est régularisé par les reins. L'apport hydrique joue également un rôle primordial. Les adultes qui boivent moins de deux litres (64 oz) de liquide par jour ou qui consomment de grandes quantités de substances diurétiques telles que café ou alcool qui déshydratent l'organisme, auront une urine plus concentrée et seront plus prédisposés aux troubles urinaires. Nombre d'enfants ne boivent pas suffisamment ou consomment trop de liquides très sucrés ou gazeux qui acidifient leur sang et leur urine.

11. La posture

De nos jours, nous sommes nombreux à avoir une vie sédentaire, assis la majeure partie de la journée, au travail ou dans les transports, et nous ne faisons pas suffisamment d'exercice. Il s'ensuit une diminution du tonus musculaire, une détérioration de la posture et un manque de soutien des organes internes. La circulation du sang et de la lymphe s'en trouve également affectée, ce qui a une incidence directe sur la cystite. Lorsqu'il se produit une congestion au niveau de la région pelvienne, les tissus sont mal irrigués et leur résistance à l'infection s'affaiblit.

12. L'environnement

Des températures extrêmes peuvent provoquer une cystite. Nombre de gens en souffrent pour la première fois alors qu'ils sont à l'étranger dans un climat chaud et qu'ils ne boivent pas suffisamment pour hydrater leur corps. Leur urine est alors extrêmement concentrée et les troubles se déclarent. L'état peut même empirer s'il y a en même temps un changement de régime alimentaire, une augmentation de la consommation d'alcool ou de l'activité sexuelle.

La cystite peut aussi être provoquée par une exposition prolongée de la région pelvienne à des températures trop chaudes ou trop froides. Il peut être agréable de s'asseoir sur un radiateur en plein hiver, mais cela fait gonfler les tissus fragiles des parties génitales et cause une inflammation dans cette région. De la même manière, en s'asseyant sur un sol froid ou en gardant trop longtemps sur soi un maillot de bain mouillé et froid, le bas du corps prend froid, sa résistance à l'infection diminue et il s'ensuit un dysfonctionnement de la vessie.

13. Les médicaments

Il y a de fortes chances que les sujets atteints de cystite soient pris dans un cercle vicieux: crise, médicaments, réinfection. Si la cystite est d'origine bactérienne, il est courant de prendre des antibiotiques pour éliminer l'infection et l'empêcher de se propager aux reins. Les antibiotiques peuvent effectivement enrayer l'infection, mais ils n'aident pas à réparer les tissus endommagés. De plus, l'administration répétée d'antibiotiques peut rompre le fragile équilibre qui existe au niveau des micro-organismes présents dans le gros intestin ainsi que dans le vagin et il peut s'ensuivre une prolifération de levures (champignons microscopiques) de type candida qui provoquent une candidose vaginale. Cette complication ajoute encore à la souffrance du sujet atteint de cystite et peut même augmenter le risque de récidive.

14. Le stress

Enfin, le stress joue un rôle significatif dans la cystite. Nous sommes nombreux à avoir des journées très chargées, bien souvent de longues heures de travail et nous devons parfois en même temps gagner notre vie et élever des enfants. D'autres ont une vie sociale très active, veillent tard la nuit, fument et boivent beaucoup, ce qui ajoute énormément de stress à leur corps autant qu'à leur système nerveux.

Le stress engendre de la tension et de l'angoisse qui augmentent à leur tour l'activité du système nerveux et le travail des reins qui doivent filtrer l'adrénaline, une hormone à action stimulante produite par l'organisme placé en situation stressante.

Les enfants aussi peuvent souffrir de stress dans certaines situations: périodes d'examens, pression ou brimades de la part des autres enfants ou conflits émotionnels à la suite d'une mésentente familiale. Un choc, une angoisse, la peur ou un traumatisme émotionnel pèsent tous très lourd sur l'état physique et ouvrent la voie à l'infection.

Le stress vécu en quantité raisonnable est chose saine puisqu'il permet de garder le corps et l'esprit alertes. Cependant, lorsqu'une personne subit constamment un niveau élevé de stress, l'organisme se fatigue, ses systèmes organiques se détériorent et le risque d'infection augmente.

En résumé

Nombreuses sont les causes qui peuvent provoquer une crise de cystite. La combinaison est bien sûr différente pour chaque individu, mais tous ceux qui souffrent de cystite reconnaîtront, parmi tous les facteurs décrits précédemment, ceux qui ont un rôle à jouer dans leur maladie.

Après avoir bien analysé chacune des causes citées, vous trouverez dans le chapitre suivant, qui traite des soins personnels, certains remèdes et techniques applicables à chacun des facteurs de risque, qui pourront réellement vous aider à prévenir la cystite.

CHAPITRE 4

Comment vous soigner vous-même

Soins personnels qui aident à réduire ou à prévenir les causes de la cystite

En matière de prévention de la cystite, les soins personnels revêtent une importance capitale. On peut réduire, sinon éliminer complètement, tous les facteurs de risque énumérés dans le chapitre précédent grâce à une intervention personnelle rapide et efficace.

Comment éviter chacun de ces facteurs de risque, c'est ce que nous allons voir maintenant.

1. L'hygiène intime

L'essentiel d'une bonne hygiène, c'est de se laver correctement et de bien s'essuyer après être allé aux toilettes.

Pour les femmes

- Essuyez-vous toujours de l'avant vers l'arrière après être allée aux toilettes.
- Lavez-vous régulièrement la région périnéale. Utilisez du savon pour l'anus, mais jamais dans la partie vaginale. Lavez délicatement sans frotter et séchez en tamponnant à l'aide d'un linge propre et doux réservé à cet usage.

- N'utilisez jamais de douche vaginale, de talc, de déodorant ou de savons parfumés à cet endroit.
- Si vous souffrez de cystite chronique, ayez sur vous la méthode du lavage à la bouteille d'Angela Kilmartin chaque fois que vous allez à la selle. Il faut absolument que vous suiviez rigoureusement les directives telles qu'elle les décrit (voir encadré suivant). Elle connaît de nombreux cas où la personne, n'ayant pas suivi les instructions à la lettre, n'a pas obtenu le résultat escompté.

La toilette à la bouteille

Après chaque selle, procédez à la toilette suivante.

1. Essuyez-vous de l'avant vers l'arrière avec du papier hygiénique blanc non parfumé.
2. Lavez-vous les mains à l'eau chaude et au savon.
3. Remettez du savon sans parfum dans l'une de vos mains et savonnez la région anale (pas la région vaginale).
4. Rincez bien votre main.
5. Remplissez d'eau tiède une ou deux bouteilles de 500 ml (16 oz) chacune. Rasseyez-vous sur le siège des toilettes, la colonne vertébrale pointée vers le bas, puis versez l'eau doucement par-devant. Servez-vous de l'autre main pour enlever le savon.
6. Essuyez en tamponnant avec un linge doux réservé à cet usage.

Pour les enfants et les nourrissons

- Changez régulièrement les couches, au minimum toutes les quatre heures, et essuyez toujours les filles de l'avant vers l'arrière. Nettoyez la peau délicatement mais comme il faut à l'aide d'un tampon d'ouate imbibé d'eau tiède.
- Apprenez aux petites filles à s'essuyer de l'avant vers l'arrière et à tous les enfants de bien se laver les mains après être allés aux toilettes.
- Encouragez les enfants à aller aux toilettes dès qu'ils ont envie d'uriner et à vider leur vessie complètement.

Pour les hommes

- Lavez-vous toujours les mains après être allé aux toilettes.
- Lavez-vous régulièrement le pénis à l'aide de savon et d'eau tiède. N'oubliez pas de nettoyer également sous le prépuce. Procédez délicatement.
- Lavez-vous les parties génitales ainsi que les mains et les ongles avant tout rapport sexuel. Coupez toujours vos ongles court.

2. Les rapports sexuels

La plupart des crises de cystite qui se produisent après les relations sexuelles pourraient être complètement évitées simplement en respectant les quelques règles suivantes.

- Videz toujours votre vessie avant tout rapport sexuel.
- Lavez délicatement les parties génitales avec de l'eau tiède avant l'acte sexuel. Séchez en tamponnant.

- Urinez dès que possible après la relation afin d'éliminer les bactéries qui auraient pu pénétrer dans l'urètre. Au besoin, buvez un verre d'eau avant de faire l'amour pour vous assurer d'avoir envie d'uriner après.
- Assurez-vous que le vagin est suffisamment lubrifié pour éviter toute lésion.
- Changez souvent de position pour ne pas risquer de meurtrir toujours le même endroit.
- Coupez toujours vos ongles court et gardez-les propres pour éviter qu'ils ne retiennent des germes qui pourraient par la suite se propager.

Une bonne hygiène avant et après l'amour, une lubrification vaginale suffisante et des rapports sexuels en douceur contribuent tous à prévenir le risque d'infection.

3. Un milieu vaginal sain

- N'utilisez jamais de douches vaginales. Elles détruisent l'équilibre naturel et fragile des microorganismes à l'intérieur du vagin.
- Autant que possible, utilisez des serviettes hygiéniques plutôt que des tampons, surtout la nuit, car les tampons assèchent beaucoup le vagin. Changez régulièrement les unes comme les autres, au minimum toutes les quatre heures.
- Surveillez votre alimentation. Veillez à ce qu'elle compte beaucoup d'aliments complets et de légumes frais. Évitez toute nourriture sucrée ou très épicée et ne mangez pas trop d'agrumes. Buvez beaucoup d'eau et éliminez ou, à tout le moins, réduisez votre consommation de café, thé et boissons sucrées et gazeuses.

- Dès que vous remarquez un signe d'infection vaginale, réglez immédiatement le problème.

Vous pouvez maintenir un milieu vaginal sain grâce à une alimentation convenable et à une bonne hygiène. En protégeant le vagin de toute infection, vous évitez du même coup d'en avoir une à l'intérieur de l'urètre.

4. La digestion

- Évitez la constipation en mangeant beaucoup d'aliments riches en fibres et en buvant de grandes quantités d'eau. L'ajout de graines de lin (vendues dans les magasins de produits naturels) à la nourriture peut également être utile, car elles sont riches en acides gras essentiels qui favorisent la lubrification du gros intestin.
- Assurez-vous d'avoir une bonne digestion en ayant une alimentation équilibrée, en évitant la nourriture grasse et les aliments sans valeur nutritive, en mastiquant bien les aliments et en prenant le temps de manger.
- Vérifiez si vous souffrez d'allergies alimentaires (voir p. 104 à 106).
- Si vous souffrez de candidose, prenez des lactobacilles et des antifongiques et suivez une diète contre la candidose (voir p. 107-108).
- Il peut également vous être bénéfique de faire un jeûne (voir p. 127 à 129).

Une bonne digestion, la lutte contre la constipation et l'élimination des aliments que l'organisme ne tolère pas permettent d'éviter le développement de bactéries dans l'intestin qui risquent éventuellement de se propager au périnée.

5. La position de la vessie ou de l'utérus

En faisant régulièrement de l'exercice, on s'assure un bon tonus musculaire et donc un soutien ferme pour les organes internes.

Pour les femmes, des exercices de renforcement du plancher pelvien permettront aux muscles qui le forment de conserver toute leur force, assureront le soutien des organes génitaux internes ainsi qu'un meilleur contrôle du débit urinaire.

Exercices de renforcement du plancher pelvien

- Debout ou assise, croisez les jambes.
- Serrez les muscles du plancher pelvien vers l'intérieur et tenez-les contractés. (Vous pouvez sentir ces muscles en stoppant et en redémarrant l'écoulement de l'urine quand vous êtes aux toilettes. Il faut cependant que vous vidiez toujours complètement votre vessie avant de quitter les toilettes.)
- Serrez plus et tenez bien.
- Serrez encore plus et tenez encore.
- Relâchez les muscles graduellement.
- Répétez cet exercice tout au long de la journée pendant une ou deux minutes à chaque fois.

Les gymnastiques orientales telles que le yoga et le *chi kung* (qi gong) peuvent également être utiles pour renforcer les fonctions urinaires. En gros, elles agissent en stimulant les méridiens de la vessie et des reins qui traversent le dos et les jambes (voir l'exemple illustré ci-dessous). Pour obtenir plus d'informations sur ces disciplines, vous pouvez consulter un spécialiste du yoga ou lire des ouvrages sur le sujet.

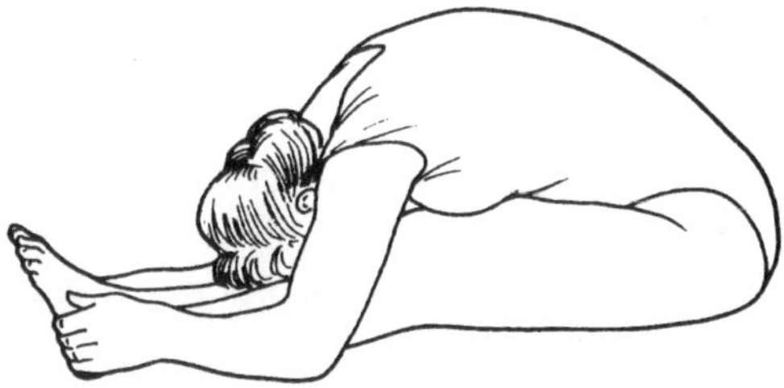

Figure 2 Posture penchée en avant (Paschimottanasana)

Asseyez-vous par terre, jambes allongées, détendez tout votre corps et respirez profondément. Étendez vos bras au-dessus de votre tête en inspirant, puis expirez en vous penchant lentement en avant. Gardez le dos droit et saisissez vos jambes sous les genoux, par les chevilles ou les orteils selon votre niveau de souplesse. Ne forcez pas et n'étirez pas outre mesure. Tenez la position une minute en respirant profondément, relâchez, puis augmentez l'étirement à chaque expiration. À l'inspiration, revenez doucement à la position initiale.

Cet exercice stimule les méridiens de la vessie et des reins au niveau du dos et des jambes et il aide à régulariser les fonctions urinaires.

6. L'apprentissage de la propreté

- N'essayez jamais de vous retenir d'uriner. Allez aux toilettes à intervalles réguliers et chaque fois que vous en ressentez le besoin. De cette manière, l'urètre se vide régulièrement et il ne reste jamais d'urine résiduelle dans la vessie.

- Encouragez les enfants, en particulier les fillettes, à aller régulièrement aux toilettes et à ne pas se retenir.
- Changez les couches des bébés et les culottes des jeunes enfants le plus tôt possible après une fuite d'urine afin de prévenir toute infection ou irritation.

7. Une faiblesse congénitale

Renseignez-vous sur l'état de santé de vos parents au moment de votre conception et de votre naissance. L'un ou l'autre présentait-il des problèmes rénaux ou urinaires? Votre mère souffrait-elle de cystite? Si vous pensez avoir hérité d'une faiblesse de l'appareil urinaire, essayez de le renforcer grâce aux mesures suivantes:

- Buvez beaucoup d'eau, en tenant compte de votre soif, afin de nettoyer l'appareil urinaire.
- Mangez beaucoup de légumineuses, surtout des fèves *aduki* et des radis blancs japonais (appelés *mooli* ou *daikon*). Selon les principes de la macrobiotique, ces aliments renforcent les reins et améliorent les fonctions urinaires.
- Apprenez à reconnaître les points d'acupuncture qui renforcent les reins et la vessie pour vous en servir en acupression (voir p. 92 à 94). Des exercices au niveau des méridiens et certaines postures de yoga peuvent également être bénéfiques.
- Essayez l'acupuncture, le shiatsu ou la réflexologie pour renforcer la constitution des organes urogénitaux et améliorer les fonctions urinaires (voir dans les chapitres 7 et 10 les traitements concernés ainsi que les conseils pour trouver un thérapeute qualifié).

8. La contraception

- Si vous avez l'impression d'être allergique ou hypersensible au mode de contraception que vous utilisez, consultez votre médecin généraliste ou la clinique de planification familiale de votre quartier; ils vous aideront à trouver une autre méthode. La gamme de moyens de contraception est vaste et le fait d'en changer pourrait faire toute la différence. Certaines crèmes, par exemple, lorsque utilisées avec la cape cervicale, sont moins irritantes que d'autres.
- Si vous avez un partenaire stable, vous pourriez peut-être opter pour la méthode de fertilité naturelle et éviter ainsi complètement tout agent irritant. Cette méthode consiste à savoir avec précision quand se produit l'ovulation en se basant sur la température du corps et les changements dans l'aspect de la glaire cervicale (mucus sécrété au niveau du col de l'utérus) durant le cycle menstruel. Si l'on apprend bien la méthode, qu'on la pratique pendant plusieurs mois en association avec un autre mode de contraception, puis qu'on l'applique avec une précision rigoureuse, c'est une forme extrêmement efficace de contrôle des naissances.

9. Les irritants

Évitez tous les irritants qui pourraient pénétrer dans l'urètre.

- N'utilisez que du savon doux.
- Évitez les produits pour le bain ou la douche très parfumés.
- Utilisez des lessives non biologiques.

- Rincez vos sous-vêtements à la main à l'eau claire après les avoir lavés.
- Ne portez que des sous-vêtements tout en coton ou n'en portez pas du tout par temps chaud.
- Évitez les vêtements serrés tels que jeans ou collants afin de laisser l'air circuler librement dans la région périnéale.
- Servez-vous toujours d'un linge propre pour vous laver.
- N'utilisez jamais de douches vaginales.

Évitez tous les irritants qui pourraient s'infiltrer dans la circulation sanguine par l'intermédiaire de la bouche et du système digestif. Voici les irritants les plus courants:
- additifs et colorants alimentaires;
- nourriture fortement épicée;
- aliments et boissons très acides tels que bonbons, café, thé et boissons gazeuses.

Au besoin, vous pouvez passer des tests pour dépister les allergènes (voir chapitre 7).

10. L'alimentation et l'apport hydrique

Pour prévenir la cystite, vous devez avant tout avoir un régime alimentaire bien équilibré qui privilégie les aliments complets et beaucoup de légumes, et boire de grandes quantités d'eau de bonne qualité. Une telle alimentation est plutôt de type alcalin, ce qui contribue à maintenir le pH de l'urine neutre. Si votre régime alimentaire présente des carences, vous pouvez les compenser au moyen de suppléments. Alimentation et nutrition jouent un rôle si important dans l'apparition de la cystite que nous leur avons consacré un chapitre entier (voir chapitre 9).

11. La posture

Il existe différents moyens de rectifier votre posture et d'améliorer du même coup la circulation sanguine et le drainage lymphatique dans la région pelvienne.

- Faites régulièrement de l'exercice afin d'améliorer votre tonus musculaire. Les mouvements d'aérobic, le conditionnement physique, les exercices d'étirement et le yoga ont tous des effets bénéfiques. La natation peut également être utile; méfiez-vous toutefois des piscines trop chlorées et prenez soin de vous changer rapidement après être sorti de l'eau. Évitez d'avoir froid ou de rester dans un maillot de bain mouillé trop longtemps.
- Tenez-vous bien droit et vérifiez la position de votre bassin chaque fois que vous êtes debout. Ni le ventre ni les fesses ne doivent être proéminents.
- Lorsque vous travaillez à un bureau, vérifiez votre position. Si l'angle de votre siège ne peut pas être réglé, il vous faudra acheter, ou bien fabriquer, une cale qui permettra de rectifier l'angle formé par vos cuisses et vos hanches. Ce réglage évite la congestion du sang et de la lymphe au niveau de la région pelvienne. (Vous pouvez vous procurer des cales dans un magasin d'accessoires orthopédiques ou chez des praticiens de thérapies manuelles.) Si vous passez un grand nombre d'heures chaque jour assis à un bureau, une chaise ergonomique constituerait un bon investissement pour votre dos et vos organes internes.
- Si votre lit a plus de dix ans, vous devriez envisager de le remplacer ou au moins d'acheter un

nouveau matelas. Un mauvais support durant les nombreuses heures passées à dormir peut affaiblir progressivement les muscles et engendrer une mauvaise posture.

- Pour obtenir des conseils sur les exercices destinés à améliorer votre posture, adressez-vous à un professeur de la technique Alexander ou à un ostéopathe (voir chapitre 7).

12. L'environnement

Évitez d'exposer la région pelvienne à des températures extrêmes et gardez le bas de votre corps au chaud.

- Ne vous asseyez jamais sur un radiateur ou sur un sol froid.
- Enlevez le plus vite possible tout vêtement mouillé, surtout un maillot de bain.
- Couvrez-vous toujours le bas du dos et le ventre. Évitez les hauts courts qui s'arrêtent à la taille, car le nombril et la vessie de même que le bas du dos et les reins peuvent prendre froid.
- Ne marchez pas nu-pieds sur un sol froid. Portez des pantoufles ou des mules.
- Gardez vos pieds et vos chevilles au chaud en hiver.

13. Les médicaments

Si une crise de cystite s'est déjà déclenchée, il pourrait être nécessaire que vous preniez des antibiotiques pour vous en débarrasser. Si tel est le cas, prenez toujours les mesures suivantes:

- Demandez à votre médecin d'effectuer une analyse d'urine afin de déterminer avec exactitude quelles bactéries sont présentes (voir chapitre 5).

- À moins que la crise ne soit très grave, exigez de votre médecin qu'il attende les résultats des tests avant de vous prescrire des antibiotiques. Ainsi, vous serez certain d'avoir l'antibiotique le mieux adapté et le plus efficace pour votre infection.
- Prenez toujours les comprimés avec de la nourriture et exactement tel que prescrit. Prenez toujours le traitement au complet même si les symptômes régressent, sinon des bactéries résistantes risquent de se développer.
- Une fois le traitement terminé, prenez des lactobacilles afin de restaurer l'équilibre des microorganismes dans l'intestin et de prévenir la candidose vaginale. Ces lactobacilles (appelés aussi probiotiques), qui devraient inclure *Lactobacillus acidophilus* et *Bifidobacterium bifidus*, se vendent dans la plupart des magasins de produits naturels. Le mieux est de conserver la culture vivante au réfrigérateur. Prenez-la selon les indications pendant quatre semaines.

14. Le stress

Si vous avez l'impression que le stress et l'angoisse ont un rôle à jouer dans votre cystite ou qu'ils aggravent vos symptômes, vous pouvez essayer les suggestions suivantes:

- Réévaluez votre emploi du temps quotidien. Avez-vous trop de choses à faire? Pourriez-vous éliminer certaines de vos activités, partager les tâches avec d'autres ou déléguer du travail?
- Accordez-vous chaque jour du temps pour vous reposer et vous détendre.
- Avant d'aller vous coucher, éliminez de votre esprit tous les tracas et la tension accumulés au

cours de la journée. Si vous notez vos soucis sur un papier, il vous sera plus facile d'établir vos priorités et de trouver des solutions. Il vaut mieux se confier à un ami ou à un partenaire que de tout garder pour soi.

- L'exercice aide à relâcher la tension physique et à détendre l'esprit.
- Si vous avez l'impression d'éprouver des problèmes psychologiques ou sexuels liés à la cystite, prenez un rendez-vous avec un thérapeute ou un conseiller qualifié dans ce domaine (voir chapitre 8).
- Si un enfant atteint de cystite semble vivre un stress émotionnel, essayez de créer autour de lui un environnement chaleureux et rassurant dans lequel il pourra exprimer ses sentiments et trouver de l'aide pour résoudre ses problèmes.

15. Les groupes d'entraide

Ne souffrez pas tout seul. Dans de nombreux pays, il existe désormais des associations qui fournissent de l'information sur la cystite et qui ont mis sur pied des groupes d'entraide pour les personnes atteintes. Vérifiez s'il y en a une près de chez vous ou encore créez-en une vous-même. Si l'on en juge par les statistiques, il y a de fortes chances qu'une personne dans votre rue et de nombreuses autres dans votre quartier soient atteintes de cystite. Pourquoi ne pas nous informer les uns les autres sur les mesures préventives personnelles, aider notre cause en renseignant les omnipraticiens et nos partenaires sur la cystite et nous encourager mutuellement à apporter à notre vie les changements nécessaires afin de nous débarrasser une fois pour toutes du calvaire de la cystite?

16. Soins personnels d'urgence

Dès que vous ressentez les symptômes de la cystite, il vous faut agir immédiatement pour arrêter la progression de l'infection. Ne vous contentez surtout pas de vous allonger ou d'aller dormir en espérant que les symptômes vont disparaître. Dites-vous qu'ils ne disparaîtront pas et qu'ils ne feront au contraire qu'empirer. Plus tôt vous agirez, plus vite vous enrayerez l'infection et l'empêcherez de se propager.

Les mesures de premiers soins décrites plus loin devraient être prises tout de suite et poursuivies jusqu'à ce que les symptômes s'atténuent ou jusqu'à ce que vous puissiez consulter un médecin et faire une analyse d'urine. Si possible, tenez-vous toujours prêt en gardant à votre portée une trousse de premiers soins. Si vous n'en avez pas, suivez du mieux possible les conseils ci-dessous en utilisant ce que vous avez à ce moment-là sous la main.

Trousse de premiers soins pour la cystite

1. **Un flacon à échantillon d'urine** (disponible dans les cabinets de médecins ou les pharmacies) ou bien **un pichet en pyrex et un petit pot en verre** muni d'un couvercle hermétique.
2. **Du bicarbonate de soude** (disponible dans les pharmacies et au rayon des produits pour la pâtisserie dans la plupart des supermarchés) ou bien **un complément basique** (voir p. 68 à 70).
3. **Des tisanes douces** comme de la camomille (en vrac chez les herboristes ou en sachets dans les magasins de produits naturels et les super-

marchés) pour calmer les nerfs et apaiser l'irritation. **Du persil**, cultivé dehors ou sur le rebord d'une fenêtre, est également utile comme diurétique naturel.

4. Une réserve de **jus de canneberge** ou de **capsules d'extrait de canneberge**.
5. **Des plantes médicinales** telles que busserole ou sceau d'or, séchées ou en comprimés (voir p. 115-116) et **des remèdes homéopathiques**, notamment Cantharsis 30 CH (voir p. 123). Également de l'échinacée (en comprimés ou en teinture) pour renforcer le système immunitaire.
6. **Le Remède de secours de Bach** en gouttes (voir p. 145) qui vous aidera à supporter la douleur et diminuera l'angoisse générée par la cystite.

Les programmes de soins d'urgence décrits dans de nombreux livres traitant de la cystite ne s'occupent que de la vessie, l'objectif étant de diluer l'urine, d'en augmenter le débit et d'apaiser l'irritation. Il y a pourtant d'autres choses qu'il est tout aussi primordial de faire.

- Stimuler les fonctions immunitaires afin d'augmenter la capacité de résistance de l'organisme face à l'infection.
- Apporter des modifications à notre alimentation dans le but de réduire l'acidité de l'urine après que l'effet des compléments basiques utilisés en situation d'urgence a disparu.
- Suivre une bonne hygiène nutritionnelle qui va permettre de renforcer le système de défenses de l'organisme et l'aider à lutter contre l'infection.

- S'occuper des causes de la cystite en vue de prévenir une réinfection.
- Renforcer son état psychique afin de mieux faire face à la cystite.

L'ensemble des mesures de premiers soins décrites ci-dessous vous permettra de remédier à tous ces problèmes. Ces mesures sont exceptionnelles, car elles associent ce qu'il y a de mieux aussi bien en médecine conventionnelle, en méthodes de soins personnels qu'en traitements naturels, dans le seul but de vous aider à vaincre la cystite et à améliorer votre santé.

Premiers soins préconisés en cas de cystite

1. Préparez **un échantillon d'urine obtenue par mi-jet** (encadré p. 62) que vous ferez analyser. Prélevez-le le matin de bonne heure et ne buvez pas juste avant, car vous dilueriez l'échantillon. Suivez les instructions à la lettre afin de ne pas contaminer l'urine recueillie. **Placez aussitôt l'échantillon au réfrigérateur** et apportez-le le plus vite possible chez votre médecin ou au laboratoire.
2. **Commencez à boire** pour diluer votre urine et que ce soit moins douloureux lorsque vous allez aux toilettes. Angela Kilmartin, qui a écrit plusieurs guides de soins personnels contre la cystite, recommande de boire **250 ml (8 oz) d'eau pour commencer, puis de continuer avec 250 ml (8 oz) toutes les 20 minutes pendant 3 heures** et de procéder exactement de cette manière si l'on veut obtenir un résultat.

Elle conseille également d'**ajouter**, aux premiers 250 ml (8 oz) ainsi qu'à ceux pris durant la deuxième et la troisième heure, soit **1 cuillerée à café rase de bicarbonate de soude**, soit **un complément basique** (p. 68). Dans le dernier cas, suivez les indications données sur l'emballage.

Remarque: N'utilisez pas de bicarbonate de soude si vous avez des antécédents de problèmes cardiaques. Cessez son emploi si vous ressentez des palpitations ou une gêne dans la poitrine. Vous pouvez le remplacer par **un remède aux plantes** (p. 115 à 118).

3. **Utilisez des diurétiques naturels** comme des infusions de persil, du jus de canneberge ou de la pastèque pour aider la vessie à se vider. Certains programmes de soins personnels recommandent de prendre une tasse de café fort à l'heure juste toutes les heures pendant trois heures. Il n'y a aucun doute que cette mesure aura un effet diurétique, mais elle va aussi irriter davantage la vessie. Si vous en avez sous la main, les plantes diurétiques sont moins irritantes et donc préférables (p. 115 à 118).
4. **Mettez-vous à l'aise**. Restez au chaud et reposez-vous. Si vous avez des bouillottes, placez-les sur votre ventre et sous votre dos et installez-vous confortablement au lit ou dans un fauteuil. Un **bain de siège** peut également faire du bien (p. 129).
5. **Pour atténuer la douleur** et vous aider à la supporter, prenez une tisane calmante comme de la **camomille** ou des **remèdes homéopa-**

thiques (p. 121) ou encore une **huile essentielle** dont vous vous masserez l'abdomen (après l'avoir diluée) ou que vous ajouterez à un bain (p. 97). Quelques gouttes de **Remède de secours de Bach** (p. 144) dans un verre d'eau que vous boirez à petites gorgées durant toute la journée vous aidera à faire face au traumatisme et à la nervosité liés à la cystite. Si vous en ressentez vraiment le besoin, vous pouvez prendre des analgésiques, mais il vaut mieux essayer de vous en passer, car ils cachent les signaux envoyés par l'organisme et ils risquent de supprimer les fonctions immunitaires. Il est préférable que vous sachiez exactement ce qui se passe en vous et que vous preniez part à votre guérison.

6. Ayez recours à certains **traitements naturels personnels** tels que **l'acupression** (p. 92 à 94) pour renforcer le fonctionnement de la vessie et des reins, les **huiles aromatiques** (p. 99) comme antiseptiques naturels et pour calmer les nerfs, les **herbes médicinales** (p. 113) pour réduire l'inflammation et augmenter la miction, les **remèdes homéopathiques** (p. 123) pour contrer les symptômes et stimuler les mécanismes de guérison de l'organisme et les **élixirs floraux** (p. 144 à 146) pour améliorer votre état d'esprit.
7. **Améliorez votre alimentation**. Éliminez bonbons, sucres raffinés, viande, alcool, thé et café. Suivez les conseils donnés à la page 151 relatifs à une **saine alimentation** et commencez immédiatement une **diète contre la candidose**

(p. 107) si vous souffrez de candidose vaginale et soupçonnez chez vous un problème d'infection à candida. Cela permettra d'accélérer la guérison et de réduire le risque de réinfection. Un **jeûne** peut également être bénéfique (p. 127), mais il doit être fait sur les conseils d'un spécialiste.

8. **Améliorez votre équilibre nutritionnel**. 500 mg de vitamine C (les variétés tamponnées sont moins acides) pris toutes les 2 heures aideront votre organisme à combattre l'infection. Des suppléments de vitamines A, E et du complexe B, d'acides gras essentiels et de zinc ainsi qu'une cure de lactobacilles peuvent tous vous faire du bien, surtout si vous êtes épuisé. Voyez les suggestions à la page 153 et demandez l'avis d'un spécialiste si vous êtes enceinte.
9. **Gardez une attitude positive**. Vous allez réussir à vaincre la cystite et cette expérience va vous permettre de découvrir votre corps et d'apprendre en même temps comment rester en bonne santé. Servez-vous d'affirmations mentales afin de garder un état d'esprit positif (p. 137).

Comment recueillir un échantillon d'urine par mi-jet

1. Préparez deux contenants stérilisés: un pour recueillir l'urine et un autre plus petit pour la conserver. Pour ce faire, placez dans l'évier un pichet ou un grand pot à l'épreuve de la chaleur

et un pot plus petit ou un flacon en verre et versez-y de l'eau bouillante. Pour les assécher, secouez-les simplement au lieu de les essuyer avec un linge qui pourrait les contaminer. Couvrez les contenants avec un linge propre et apportez-les à la salle de bain.

Remarque: On peut obtenir des contenants stériles pour les échantillons d'urine dans les cabinets de médecins ou à la pharmacie. Si vous êtes enclin à faire des cystites, vous devriez toujours en avoir un chez vous en cas de besoin.

2. Accroupissez-vous et nettoyez délicatement la région périnéale à l'aide de tampons d'ouate ou d'un linge doux humides. N'essuyez pas. (Les hommes doivent nettoyer leur pénis avec de l'eau et un linge propre, puis sauter à l'étape 4.)
3. Nettoyez le siège des toilettes avec de l'eau et une crème à récurer douce (qui ne contient pas de désinfectant) et asseyez-vous le plus en arrière possible afin de laisser de la place pour le pichet ou le pot lorsque vous allez recueillir l'urine.
4. Urinez un peu dans les toilettes, puis arrêtez à mi-jet.
5. Placez votre contenant stérile sous le méat urinaire et urinez.
6. Retirez le contenant et terminez de vider votre vessie dans les toilettes.
7. Transvasez l'urine dans le petit contenant et fermez-le. Nettoyez et étiquetez le contenant en y inscrivant votre nom, celui de votre médecin et la date et l'heure du prélèvement.

8. Placez l'échantillon au réfrigérateur jusqu'à ce que vous l'apportiez pour le faire analyser. Portez-le le plus vite possible chez votre médecin ou au laboratoire.

Si vous suivez ces quelques conseils, vous vous sentirez beaucoup mieux dans les deux à trois heures qui suivront. La douleur diminuera, la prolifération des bactéries sera stoppée et votre état et votre bien-être s'amélioreront. Vous serez mieux en mesure de prévenir une réinfection et vous pourrez peut-être dès lors éviter de prendre des antibiotiques. (Il faut toutefois que vous demandiez le résultat de votre analyse d'urine et passiez, au besoin, un test complémentaire pour vous assurer que les bactéries ont bien été éliminées, sinon il se produira une réinfection.) Cette méthode de soins est simple, bon marché et en plus efficace!

Remarque: Vous trouverez d'autres trucs pour vous soigner par vous-même dans les chapitres qui traitent des thérapies naturelles.

CHAPITRE 5

Examens et traitements conventionnels

Si vous pensez avoir une cystite, vous devriez:

- appliquer tout de suite les soins personnels d'urgence (voir p. 56 à 64);
- prélever un échantillon d'urine par mi-jet pour fin d'analyse (voir p. 65-66);
- consulter dès que possible votre médecin, faire analyser votre urine et recevoir, le cas échéant, une ordonnance.

Prélèvement et analyse d'urine

Chez des adultes et des enfants en bonne santé, l'urine est stérile; on peut donc se servir d'un échantillon d'urine obtenu par mi-jet pour détecter la présence de bactéries. Il faut absolument prélever correctement l'urine afin d'éviter toute contamination ou toute possibilité d'avoir un échantillon non représentatif.

On apporte ensuite l'échantillon au laboratoire où il sera observé au microscope, mis en culture (on place les bactéries dans des conditions de croissance maximales jusqu'au lendemain, puis on les vérifie de nouveau) et mis à l'épreuve de sensibilité appelée antibiogramme (qui sert à déterminer la réaction des bactéries à divers antibiotiques). Le processus complet prend de 48 à 72 heures.

Lors de l'examen au microscope, on recherche dans l'urine la présence de pus et de cellules sanguines qui indiquent une inflammation, de cellules cutanées qui sont le signe d'une contamination de l'échantillon ou encore de cristaux qui indiquent des problèmes rénaux. Le lendemain, après la culture, on évalue dans l'échantillon d'urine les souches de bactéries présentes ainsi que leur quantité.

Les groupes de bactéries responsables de la cystite sont essentiellement les coliformes qui incluent *Escherichia Coli (E. Coli), Klebsiella* et *Proteus* ainsi que les cocci dont font partie *Pseudomonas, Staphylococcus* et *Streptococcus*. La majeure partie des échantillons positifs montrent l'existence de *E. Coli* et *Streptococcus fæcalis* qui sont toutes les deux présentes dans notre gros intestin et nos selles.

La présence de plus de 100 000 organismes par millilitre d'urine est la preuve d'une infection des voies urinaires. Le résultat de votre test indiquera le nom des bactéries responsables ainsi que l'étendue de la contamination: importante, moyenne ou négligeable.

L'analyse d'un échantillon d'urine recueillie par mi-jet est habituellement suffisante pour confirmer une infection; en cas de doute, cependant, on peut prélever de l'urine directement de la vessie par cathétérisme et la mettre en culture pour une analyse plus approfondie.

Comment distinguer une cystite des autres troubles génito-urinaires

Lorsque le médecin veut savoir si une femme souffre d'une infection du vagin, de l'urètre ou de la vessie, il va procéder à un frottis vaginal ainsi qu'à une analyse d'urine urétrale (c'est-à-dire du premier jet). Chez un homme, on va prélever du liquide prostatique et de l'urine urétrale afin de déterminer s'il s'agit d'une infection de l'urètre, de la vessie ou de la prostate. Pour obtenir un échantillon de liquide prostatique, on masse la glande, puis le liquide est évacué par le pénis. Une comparaison des échantillons permet de définir le siège de l'infection.

L'antibiogramme

Lorsqu'une analyse montre la présence d'une infection bactérienne, on procède à un antibiogramme pour déterminer quel antibiotique va la traiter le mieux. De petites quantités d'organismes sont prélevés de l'échantillon et laissés jusqu'au lendemain sur des lames imprégnées de différents antibiotiques dont on connaît l'efficacité contre les infections urinaires. Les antibiotiques sont divisés par classes qui chacune a un effet sur des espèces de bactéries différentes.

Le lendemain matin, les organismes se seront développés autour de certains antibiotiques et pas autour des autres. Ce sont ces derniers qui seront utilisés comme traitement.

La médication la plus couramment prescrite

Si la cystite n'est pas d'origine bactérienne et que les reins fonctionnent normalement, on vous prescrira peut-être des médicaments qui sont des compléments basiques. Cet usage est cependant plus répandu en Europe, où ils sont en vente libre dans les pharmacies, qu'en Amérique. Ces médicaments contiennent du potassium ou du sodium et ont pour effet d'augmenter le pH de l'urine, la rendant ainsi plus alcaline (basique). Grâce à ces produits, la sensation de brûlure causée par une urine acide diminue et les symptômes régressent.

Si la cystite est d'origine bactérienne, il faut alors avoir recours à des médicaments antibactériens ou antibiotiques. Les antibactériens, appelés des quinolones, agissent en inhibant l'enzyme qui maintient la structure d'ADN de la bactérie, ce qui l'empêche de se multiplier. Les antibiotiques sont des substances antibactériennes dérivées de champignons et de bactéries et sont classés selon le spectre de bactéries qu'ils peuvent supprimer.

Médication utilisée contre la cystite

Compléments basiques

Polycitra-K	Citrate de potassium (sur ordonnance).
Natural Factors	Citrate de potassium.
Erbasit	Plusieurs constituants alcalins sous forme de citrate.
Nimbasit	(Les trois dans les magasins de produits naturels.)

Quinolones	
Acide nalidixique	Utilisés aussi bien pour les infections urinaires aiguës que chroniques.
Norfloxacine *Nitrofurantoïne*	Antibactérien utilisé pour les infections urinaires où l'urine est fortement acide. Intervient au niveau de l'ADN de la bactérie. Peut être prescrit en début de grossesse.
Fosfomycine	Souvent utilisée en traitement monodose pour les infections aiguës et non compliquées des voies urinaires inférieures. Antibactérien à large spectre d'activité qui agit en décomposant les parois des bactéries.
Hexamine	Antibactérien utilisé parfois dans des traitements de longue durée en cas d'infections à répétition, surtout chez les personnes âgées. N'est efficace qu'en présence d'urine acide et cause souvent des effets secondaires.
Antibiotiques	
*Amoxil**	Pénicilline à large spectre.
*MacroBID**	Nitrofurantoïne à libération prolongée utilisée pour les infections des voies urinaires.
*Macrodantin**	Nitrofurantoïne utilisée pour les infections des voies urinaires.

*NegGram**	Quinolone contenant de l'acide nalidixique, utilisée pour les infections urinaires aiguës.
*Proloprim**	Produit à base de triméthoprime utilisé couramment pour les infections urinaires aiguës.
*Noroxin** *Novo-Norfloxacin**	Quinolones contenant de la norfloxacine utilisées pour les infections urinaires aiguës, chroniques et compliquées.

Remarque: Les astérisques indiquent les marques employées au Canada.

Les médicaments sont connus sous deux noms: le nom générique et la marque. Le nom générique est le même dans le monde entier, tandis que les noms de marque diffèrent d'un pays à l'autre. Un des médicaments les plus couramment utilisés contre la cystite est le triméthoprime qui se vend sous un grand nombre de marques et qui est offert en comprimés pour les adultes et en liquide pour les enfants. (La posologie normale est de 200 mg deux fois par jour pour les adultes et la moitié pour les enfants de 6 à 12 ans.) L'amoxicilline (commercialisée sous le nom d'Amoxil) est également couramment utilisée pour les infections des voies urinaires inférieures. (La posologie normale est de 250 à 500 mg trois fois par jour pour les adultes et la moitié pour les enfants de 3 à 10 ans.) Les posologies prescrites dépendent toujours de l'âge et du poids du patient et sont toujours un peu réduites lorsqu'il s'agit d'enfants et de tout-petits.

Si l'on a procédé à un frottis vaginal et qu'il a montré la présence de candida ou de chlamydias, ou si vous avez tendance à faire une candidose vaginale lorsque vous prenez des antibiotiques, on pourra vous prescrire en plus des antifongiques oraux ou vaginaux comme du Mycostatin.

Votre traitement pourra durer trois, cinq, sept ou dix jours. Parlez-en avec votre médecin, puis prenez le traitement tel que prescrit et au complet. Si vous ne le faites pas, des bactéries résiduelles peuvent se multiplier et causer une réinfection, ou bien elles risquent de développer une résistance à l'antibiotique.

Précautions à prendre avec les médicaments

Lorsqu'on a dénombré une quantité importante de bactéries dans un échantillon d'urine, il faut absolument traiter l'infection avec des antibactériens ou des antibiotiques afin d'éviter que l'infection ne se propage aux reins, ce qui pourrait causer des dommages permanents ou même être fatal. Malgré tout, les médicaments causent souvent des effets secondaires; vous devriez vous renseigner comme il faut sur le médicament et le prendre exactement tel que prescrit et pour la durée recommandée.

Le fait qu'un médicament soit prescrit ne veut pas dire qu'il est sans danger. Il peut parfois s'écouler de nombreuses années avant que ne soient connus tous les effets secondaires possibles. Un des exemples connus est le co-trimoxazole (sulphaméthoxazole et triméthoprime) commercialisé sous le nom de Septra. On a utilisé ce médicament pendant des années, surtout pour les personnes âgées, même si aucune étude n'avait été faite sur ses effets à long terme sur des patients âgés. Récemment, il a perdu de sa popularité après qu'on ait associé son usage à des dommages causés au foie et aux reins.

Examens médicaux complémentaires

Il se peut que votre médecin vous prescrive d'autres examens afin de vérifier le fonctionnement des reins et de la vessie. En voici quelques-uns:

- **Cathétérisme:** au moyen d'un tube très fin (cathéter), on prélève des échantillons d'urine directement dans les uretères et dans les reins.
- **Cystométrie (exploration urodynamique):** série de mesures prises pendant que la vessie se remplit et se vide en vue d'analyser son fonctionnement.
- **Endoscopie:** sous anesthésie ou sédation, on introduit un tube en fibre optique afin d'examiner les parois de l'urètre **(urétroscopie)** et de la vessie **(cystoscopie)**.
- **Urographie intraveineuse:** radiographie des reins et des uretères après injection d'un produit de contraste.
- **Cystographie rétrograde:** radiographie de la vessie prise pendant la miction.

Ces examens ont pour objectif d'écarter la possibilité de problèmes particuliers tels que calculs rénaux, sténose (rétrécissement) des uretères, reflux urinaire (retour en arrière de l'urine, dû à des valves défectueuses), kystes, polypes et tumeurs. Si l'on soupçonne une tumeur aux reins ou à la prostate, on vous prescrira en plus une **échographie**, une **tomodensitométrie** (scanner) ou un **test d'imagerie par résonance magnétique (IRM)**.

Traitement chirurgical

Mis à part les médicaments, on peut vous proposer aussi un traitement chirurgical, à savoir:

- **Dilatation:** Élargissement ou agrandissement de l'urètre ou de la vessie.
- **Cautérisation:** Traitement par la chaleur en vue de détruire les tissus infectés ou cicatriciels présents à l'intérieur de l'urètre ou de la vessie.

Il n'est pas garanti que ces traitements préviendront la cystite et des interventions chirurgicales, qui sous-entendent une anesthésie et un rétablissement post-opératoire, ne devraient jamais être décidées à la légère. Renseignez-vous toujours sur l'opération envisagée et discutez de ses risques et de ses avantages éventuels avec votre spécialiste.

Autres traitements

Pour soigner la cystite, certains médecins ont mis au point leur propre traitement: ils injectent, par voie intraveineuse, du peroxyde d'hydrogène en vue de réduire l'inflammation, ou encore, directement dans la vessie, le BCG (Bacille Calmette-Guérin, une souche atténuée de bactérie de la tuberculose bovine) dans le but de stimuler les fonctions immunitaires. Cependant, le nombre de personnes qui reçoivent des traitements de ce genre est extrêmement restreint et il n'existe aucune étude à long terme sur leurs effets; la prudence est donc de mise.

CHAPITRE 6

Les thérapies naturelles et la cystite

Introduction aux méthodes alternatives douces

Même si la cystite est le plus souvent traitée en associant des soins personnels et une intervention médicale, dans le cadre d'une infection grave, de nombreux sujets ont remarqué que les thérapies naturelles pouvaient elles aussi être d'une grande aide. Ces méthodes peuvent notamment contribuer à briser le cercle vicieux « cystite récidivante – prise d'antibiotiques – candidose vaginale » et par la même occasion améliorer l'état général et apporter un certain bien-être.

Ces « thérapies naturelles » ou « médecines douces » comme on les appelle reposent pour la plupart sur d'anciennes traditions de soins et de médecine issues aussi bien de l'Orient que de l'Occident. Elles ne sont donc pas nouvelles, même si elles font parfois appel à des progrès modernes, mais elles ont été au contraire employées et mises à l'épreuve au fil des siècles. Il faut bien se rappeler que la médecine moderne n'existe que depuis quelques centaines d'années et que de nombreux médicaments occidentaux utilisés de nos jours sont en fait fabriqués à base d'extraits de plantes et d'herbes.

Les thérapies naturelles connaissent une popularité sans cesse croissante. Un récent sondage effectué par un magazine anglais indiquait, qu'au Royaume-Uni, une personne sur huit avait déjà consulté un praticien de médecine naturelle et un pourcentage élevé des personnes interrogées disaient être très satisfaites et avoir vu une amélioration significative de leur état. En 1993, la *British Medical Association* a même reconnu dans un de ses rapports que ces thérapies pouvaient être bénéfiques et devraient être mises davantage à la portée des gens.

Un rapprochement avec la médecine conventionnelle

Un grand nombre de médecins s'informent désormais sur les thérapies naturelles et suivent même une formation dans ces disciplines. Ces dernières années, les cours donnés en médecines douces se sont beaucoup améliorés et ils accordent bien souvent une large part à la médecine occidentale. Les recherches effectuées sur les thérapeutiques naturelles augmentent graduellement, ce qui aide encore davantage à prouver leur efficacité.

Les exemples sont déjà nombreux de médecins conventionnels et de thérapeutes naturels qui travaillent de concert dans des hôpitaux ou des cliniques pour le plus grand bien de leurs patients. Le rapprochement est évident entre les deux façons de faire et il n'est plus de mise de prétendre qu'elles sont en complète contradiction. Il serait plutôt souhaitable de promouvoir une approche qui associerait les atouts de la médecine moderne aux bienfaits des thérapies naturelles et qui encouragerait en même temps la population à prendre sa santé en main et à faire usage de soins personnels.

Pourquoi avoir recours aux thérapies naturelles?

Les personnes, de plus en plus nombreuses, qui se tournent vers les thérapies naturelles le font pour diverses raisons: soit qu'elles veuillent prendre leur santé en main, soit qu'elles préfèrent avoir recours à une approche holistique (c'est-à-dire globale) qui accorde moins de place aux médicaments, soit encore qu'elles aient été déçues par les pratiques médicales modernes. Elles reprochent sans doute à la médecine actuelle la durée très courte des consultations, les longues listes d'attente pour recevoir des traitements et le recours trop important à la médication. Elles peuvent craindre les effets secondaires de médicaments lancés avec force publicité et qui ont tourné à la tragédie, comme ce fut le cas pour la thalidomide. Enfin, certains principes de base sur lesquels reposent les thérapies naturelles semblent attirer beaucoup de gens.

Les principes de la médecine naturelle

Le principe de base des thérapies naturelles est le suivant: on traite une personne dans sa globalité et d'une manière individuelle au lieu de s'occuper simplement du symptôme ou de la maladie. Ainsi, un thérapeute en médecine douce ne s'occuperait pas seulement de votre cystite mais également de votre état général, votre vitalité, vos habitudes alimentaires, votre mode de vie, etc. En outre, le traitement s'établit de manière tout à fait personnelle.

Voici quelques caractéristiques communes à toutes les thérapies naturelles:

- Un symptôme ou une maladie indique qu'il existe un déséquilibre dans l'organisme. Le traitement doit restaurer l'équilibre au niveau des organes vitaux et du métabolisme en général.
- Recouvrer la santé signifie avoir retrouvé l'équilibre aussi bien physique que mental et spirituel et non simplement avoir supprimé des symptômes. Le traitement doit donc agir à ces trois niveaux.
- L'organisme est censé être capable de s'autoguérir et la thérapie sert à stimuler cette capacité naturelle.
- Le secret de la réussite consiste à découvrir et à soigner la cause sous-jacente du problème. Le symptôme actuel représente peut-être le signe visible le plus récent d'un déséquilibre. Il faut donc traiter la cause première qui est à l'origine de ce symptôme.
- Chaque personne est unique et doit être soignée en conséquence. Le traitement sera donc différent d'un individu à l'autre.
- Le sujet joue un rôle primordial dans la guérison. Le thérapeute est un outil plutôt qu'un acteur. Plus le patient prend sa santé en main, plus la guérison est efficace et permanente.
- Les facteurs sociaux et environnementaux jouent également un rôle sur la santé et la maladie. Il faut donc prendre en considération la situation personnelle du patient en plus des symptômes qu'il présente.
- L'aspect mental est également important. Si un sujet peut comprendre son problème et réfléchir sur sa santé de façon positive, la guérison en sera facilitée.

- Les traitements doivent être le plus doux possible et ils doivent stimuler la capacité d'autoguérison de l'organisme et non pas lui causer encore plus de dommages.
- Les thérapeutes doivent appliquer ces règles à eux-mêmes en prenant soin de leur propre santé afin d'être en mesure de soigner les autres.
- Il existe une énergie cosmique universelle, le pouvoir de la création et de la nature, un pouvoir divin qui se manifestent dans des phénomènes matériels et dont on peut se servir pour stimuler la guérison. Quelle que soit leur discipline, de bons thérapeutes se servent de ces énergies, consciemment ou non.

De quelle façon les thérapies naturelles agissent-elles sur la cystite?

Les thérapies naturelles conviennent bien dans le traitement de la cystite, car elles aident à:

- soulager ou éliminer les symptômes d'inconfort à la miction;
- renforcer l'appareil urinaire;
- favoriser la cicatrisation des tissus;
- renforcer le système immunitaire et augmenter la capacité de l'organisme à combattre l'infection;
- traiter les aspects psychologiques et émotionnels liés à la cystite en réduisant l'angoisse et les craintes;
- améliorer l'état général, la vitalité et le bien-être.

Chaque thérapie propose une approche différente. Certaines s'attardent plus au côté physiologique. L'ostéopathie, par exemple, peut améliorer la circulation sanguine et le drainage lymphatique dans la région pelvienne et contribuer ainsi au bon fonctionnement de la vessie et des reins. D'autres thérapies touchent à l'aspect énergétique. C'est le cas de l'acupuncteur qui va traiter un sujet atteint de cystite en lui insérant des aiguilles dans les chevilles, les jambes et le dos, dans le but d'améliorer la circulation de l'énergie vitale dans les méridiens – qui sont des lignes d'énergie électrique – correspondant aux reins et à la vessie. D'autres thérapies vont traiter le corps en faisant appel au pouvoir de l'esprit. Ainsi, par l'hypnose, on peut essayer de réduire les angoisses associées à la cystite et de se construire une image mentale positive de sa santé.

Les thérapies naturelles sont-elles efficaces?

Le nombre de recherches scientifiques relatives aux médecines naturelles augmente d'année en année. Bon nombre d'études donnent des résultats encourageants et viennent appuyer les cas documentés rapportés depuis des centaines, voire des milliers d'années sur les effets possibles de tels traitements.

La quantité d'études menées sur la cystite est restreinte. Cependant, des enquêtes effectuées en Chine ont démontré les effets évidents de l'acupuncture sur l'appareil urinaire et des recherches sur les plantes ont prouvé que certaines, notamment la canneberge, amélioraient le fonctionnement de l'appareil urinaire. Ces différentes thérapies sont expliquées en détail dans le prochain chapitre.

Il est nécessaire de trouver des fonds, d'augmenter la formation en recherche et de mettre au point de nouvelles méthodes d'investigation, mais le tout n'est sans doute qu'une question de temps et ces thérapies seront bientôt mieux comprises et plus largement utilisées dans le système de soins conventionnel.

Comment choisir une thérapie

Les thérapies offertes sont si nombreuses qu'on peut facilement s'y perdre et ne plus savoir par où commencer. Certaines thérapies, notamment l'acupuncture, constituent des systèmes de soins à part entière, tandis que d'autres ne représentent qu'un ensemble spécifique de techniques destinées à corriger le déséquilibre présent. Bon nombre de thérapies possèdent désormais des établissements de formation et des normes bien établies ainsi que des associations professionnelles dotées de codes de déontologie stricts. Ces améliorations ont permis aux thérapies naturelles d'acquérir une meilleure image et de s'attirer la confiance du public aussi bien du point de vue des thérapeutes que des services offerts.

Dans de nombreux pays, il est devenu possible de recevoir des traitements naturels en vertu du système d'assurance santé d'État ou grâce à un régime d'assurance médicale privé. Dans certains pays européens, par exemple, l'homéopathie est couverte par le système national. Dans certains états américains, les compagnies d'assurances sont obligées de rembourser le coût des traitements, notamment l'acupuncture.

Certaines thérapies ont une efficacité prouvée, tandis que d'autres ne reposent que sur des rapports anecdotiques, même si, pour certaines d'entre elles, ces cas documentés peuvent être très nombreux.

Voici quelques points importants dont il vous faut tenir compte lorsque vous choisissez une thérapie:

- Renseignez-vous le mieux possible sur la thérapie envisagée afin de savoir si elle vous convient.
- Assurez-vous toujours que le thérapeute que vous consultez possède les qualifications requises (voir chapitre 10 comment choisir un thérapeute en médecine naturelle). Le bouche à oreille s'avère également utile.
- Vérifiez les détails suivants: le thérapeute a-t-il de l'expérience dans le traitement de la cystite? En quoi va consister le traitement? À quels résultats devriez-vous vous attendre et combien de séances de traitement vont être nécessaires?
- Vérifiez les aspects financiers: la thérapie sera-t-elle couverte par l'assurance privée ou remboursée par le gouvernement? Si vous devez en défrayer vous-même les coûts, le montant peut vous paraître élevé; l'investissement peut malgré tout en valoir la peine si le traitement vous permet d'améliorer votre santé.
- Ne vous attendez pas à ce que la thérapie fasse des miracles tout en souhaitant malgré tout des résultats positifs. Si vous ne constatez aucune amélioration après une série complète de traitements, il se peut que la thérapie ne vous convienne pas et qu'il vous faille envisager une alternative.

Toutefois, il vous faut savoir que les thérapies naturelles agissent parfois à long terme. Il faut laisser le temps à votre organisme de réagir et il est préférable de terminer le traitement au complet plutôt que de l'abandonner à ses débuts.

Il peut arriver que les symptômes empirent avant de s'améliorer. Cette période correspond au moment où le corps met en branle ses mécanismes de guérison afin de combattre la maladie et l'infection. Ce phénomène se produit notamment avec l'homéopathie, l'acupuncture et la phytothérapie et l'on ne doit pas s'en inquiéter. Il faut cependant communiquer avec le thérapeute qui devra peut-être ajuster le traitement en conséquence.

- Surveillez bien votre condition et prenez une part active à votre traitement en suivant à la lettre les recommandations qui l'accompagnent.
- Informez votre médecin généraliste du traitement que vous suivez.

Quelles thérapies peuvent être utiles?

Pour faciliter la compréhension, nous avons classé les thérapies en deux groupes: celles qui agissent principalement par l'intermédiaire du corps et celles qui agissent plutôt par le biais de l'esprit et des émotions. Cette division n'est cependant pas figée, car les deux aspects se chevauchent beaucoup. L'acupuncture, par exemple, peut améliorer directement le fonctionnement de la vessie et des reins, mais en même temps, au fur et à mesure que vous regagnez de la vitalité et que votre état s'améliore, vous vous sentez plus heureux, confiant et détendu; ce qui, en retour, stimule la circulation sanguine et accroît votre bien-être physique.

Les thérapies traitées dans le présent ouvrage sont énumérées ci-dessous. Les trois prochains chapitres vont expliquer de quelle manière elles peuvent aider à soigner la cystite et à éviter sa récidive.

Thérapies naturelles proposées pour la cystite

Soigner votre corps (Chapitre 7)
Acupuncture
Acupression
Technique Alexander
Aromathérapie
Écologie clinique (tests d'allergie)
Guérison spirituelle
Phytothérapie
Homéopathie
Massage
Naturopathie
Ostéopathie et chiropraxie
Réflexologie

Soigner votre esprit (Chapitre 8)
Thérapies cognitives
Consultation et psychothérapie
Élixirs floraux
Hypnothérapie
Méditation
Relaxation
Thérapie sexuelle

Alimentation et nutrition (Chapitre 9)
Thérapie nutritionnelle

Bien que ces thérapies soient toutes pratiquées par des professionnels dûment qualifiés, on peut également y adjoindre l'application de premiers soins et de traitements personnels qui sont décrits dans les chapitres subséquents. Si vous choisissez d'avoir recours à ces derniers, il vous faudrait absolument:

- vous familiariser complètement avec la méthode ou le remède avant de vous les procurer et de vous en servir;
- suivre scrupuleusement les instructions qui l'accompagnent;
- obtenir le nom d'un praticien qualifié dans la spécialité concernée avec qui vous pourrez éventuellement communiquer si vous avez des questions ou des doutes relatifs au traitement envisagé (voir adresses utiles à la fin du livre).

CHAPITRE 7

Soigner votre corps

Thérapies physiques utiles pour traiter la cystite

Dans ce chapitre sont décrites les thérapies naturelles qui peuvent vous aider à vous soigner en redonnant de la force à votre organisme et en améliorant le fonctionnement de vos organes vitaux. Bien que l'on touche ici plutôt à l'aspect physique, l'esprit et le corps sont en réalité indissociables et il y a de fortes chances que vous voyiez des résultats au plan psychique aussi.

Dans le cas de la cystite, les thérapies visent à améliorer le fonctionnement de la vessie et des reins, à stimuler les circulations sanguine et lymphatique, à restaurer l'état des tissus et à améliorer la santé en général ainsi que la vitalité.

L'acupuncture

L'acupuncture est l'une des médecines douces les plus anciennes et les plus pratiquées dans le monde. Elle fait partie d'un système médical complet, celui de la médecine orientale, et elle provient de la Chine, de la Corée, du Japon et du Tibet. Elle est encore actuellement très pratiquée en Extrême-Orient et gagne en popularité en Europe, en Amérique du

Nord et en Australie. On estime à plusieurs millions le nombre de consultations en acupuncture chaque jour et l'Organisation mondiale de la santé (OMS) a reconnu officiellement plus d'une centaine d'affections médicales qui peuvent être soulagées ou guéries par l'acupuncture.

L'acupuncture consiste à introduire de fines aiguilles à certains endroits du corps, les points d'acupuncture, que l'on suppose être situés le long des méridiens, les canaux où circule l'énergie de l'organisme. Bien que les méridiens ne soient pas visibles à l'œil nu, on a prouvé leur existence par la force électrique et thermique en ayant recours à des cristaux liquides thermosensibles placés à la surface de la peau. Certains guérisseurs prétendent être capables de « sentir » ces canaux et certains médiums ont même affirmé être en mesure de les voir. On peut également les sentir de manière subjective, notamment au cours d'un traitement d'acupuncture.

Certains chercheurs ont avancé que l'énergie acheminée dans les méridiens est de nature électrique. Cette supposition concorde bien avec les textes de médecine orientale anciens qui décrivent une énergie vitale qui circule dans les méridiens, fait fonctionner les organes internes et est indispensable à la vie. Selon la théorie médicale orientale, lorsqu'une grande quantité d'énergie vitale circule librement dans les méridiens, on est en bonne santé. En revanche, si la circulation est bloquée ou diminuée, il en résulte un déséquilibre et les organes internes correspondant au blocage vont éventuellement être malades.

Un des principes fondamentaux de la médecine orientale, c'est la prévention. Si un déséquilibre au niveau d'un méridien peut être réglé à temps, on pourra prévenir les symptômes organiques. Au cours d'une consultation en acupuncture, le thérapeute effectuera un bilan de votre état de santé au moyen de l'observation des pouls et de la langue, de la palpation en différents endroits du corps et d'un questionnaire détaillé. À l'aide de ce bilan, il choisira certains points qui seront traités en vue de rééquilibrer la circulation d'énergie dans les méridiens et ainsi d'améliorer l'état de santé. Les visites durent en général de vingt minutes à une heure.

Si elle est pratiquée correctement, l'acupuncture est pratiquement indolore. Pendant et après le traitement, on ressent même une agréable sensation de détente et de bien-être qui est due, croit-on, à la sécrétion dans le sang d'endorphines, des analgésiques naturels produits par l'organisme. Tous les acupuncteurs qualifiés utilisent des normes strictes d'hygiène et la majorité d'entre eux se servent désormais d'aiguilles jetables, ce qui devrait dès lors éliminer le risque d'infection.

Durant le traitement, bon nombre d'acupuncteurs ont recours à d'autres thérapies: la moxibustion (thérapie par la chaleur), la phytothérapie, le massage, le traitement à la fleur de prunier (technique de stimulation au moyen d'un marteau à aiguilles) et les ventouses (technique d'aspiration destinée à activer la circulation sanguine).

Des recherches sur l'effet de l'acupuncture dans les cas de cystite sont présentement en cours en Occident, mais plusieurs études menées en Chine ont déjà démontré une amélioration des fonctions urinaires après un traitement complet d'acupuncture (un traitement consiste en environ dix séances).

La médecine traditionnelle orientale voit la cystite comme une accumulation de chaleur humide dans la vessie. Le traitement vise donc à disperser l'humidité et la chaleur. On se sert le plus souvent de points situés le long du méridien de la vessie, aux chevilles et dans les mollets ainsi que de certains points de l'abdomen et du dos (voir ci-après la section sur l'acupression).

On a pu démontrer que l'acupuncture contribuait à la cicatrisation des tissus externes; il n'est donc pas impossible qu'elle favorise aussi la cicatrisation des tissus internes.

En résumé: L'acupuncture peut améliorer les fonctions urinaires et diminuer la douleur. Elle permet également une amélioration de l'état général et un accroissement de la vitalité.

L'expérience de Carol avec l'acupuncture

Carol, une employée de bureau de 28 ans, a souffert de cystite depuis l'adolescence. Après son mariage, deux ans plus tôt, les crises sont devenues plus fréquentes et plus graves. Elle connaissait peu les techniques de soins personnels et avait pris des antibiotiques à chaque fois qu'elle avait une cystite.

Durant son enfance, Carol souffrait souvent d'angines et d'otites. À 14 ans, elle avait subi une amygdalectomie, mais elle continuait malgré tout à souffrir de temps en temps de maux de gorge. En dehors de cela, elle était plutôt en bonne santé bien qu'elle se plaignît souvent de fatigue et de douleurs dans le bas du dos. Ces cystites à répétition commençaient à la rendre dépressive et angoissée et elle s'inquiétait de plus en plus de l'effet que cette situation pourrait avoir sur sa relation avec son mari.

Une amie conseilla à Carol de consulter un acupuncteur et elle décida de tenter l'expérience. Bien qu'elle n'eût pas de cystite au moment de sa visite chez l'acupuncteur, celui-ci remarqua, en observant les pouls et la langue de Carol, que sa vessie et ses reins fonctionnaient mal. L'acupuncteur lui expliqua également que, dans la médecine orientale, une faiblesse des reins correspondait à des problèmes d'oreilles et de gorge, des douleurs au dos et de la fatigue ainsi que des troubles urinaires. Le thérapeute lui assura que tous ces maux régresseraient dès que ses reins retrouveraient leur vigueur.

Carol se rendit chez l'acupuncteur une fois par semaine pendant dix semaines. Il lui inséra de fines aiguilles dans les chevilles, les poignets, l'abdomen et le dos. Elle fut très surprise par l'absence de douleur. Alors qu'elle avait été très nerveuse elle se détendit dès la première séance et attendit les traitements suivants avec impatience. L'acupuncteur se servit également de thérapie par la chaleur en plaçant sur l'abdomen de Carol des moxas, de minuscules cônes qu'il allumait, puis laissait brûler et retirait juste avant qu'ils n'atteignent la peau. Carol ressentait alors une grande chaleur au niveau de son ventre en même temps qu'un regain d'énergie.

Au fur et à mesure des séances, Carol retrouva son dynamisme et sa gaieté. Ses douleurs au dos et ses maux de gorge disparurent et elle ne souffrit plus de cystite. L'acupuncteur lui conseilla des ouvrages sur les méthodes de soins personnels et elle apporta des modifications à son régime alimentaire et à son hygiène intime. Six mois plus tard, elle n'avait toujours pas eu de nouvelle crise de cystite et elle était certaine de ne plus en avoir.

Carol a continué d'aller voir l'acupuncteur deux fois l'an pour des traitements d'entretien « parce que je me sens toujours en pleine forme après une séance. L'acupuncteur m'a donné une seconde vie. Je n'ai plus à souffrir le martyre de la cystite et du mal de gorge et j'ai l'impression d'avoir beaucoup plus d'énergie qu'avant. Ma santé en général s'est améliorée et je n'attrape plus tous les microbes qui traînent au travail. Je n'hésiterais pas à conseiller ce traitement à n'importe qui. Si seulement je l'avais découvert plus tôt, je me serais épargné des années de souffrance à cause de la cystite ».

L'acupression

L'acupression n'est autre que de l'acupuncture sans aiguilles. Les points d'acupuncture situés le long des méridiens sont choisis en raison de leur effet sur l'appareil urinaire, mais on applique une pression avec le bout du doigt ou le pouce (c'est pourquoi on peut aussi parler de digipuncture) au lieu d'introduire une aiguille.

L'acupression a cela de bien que n'importe qui peut la pratiquer, car elle est sans danger et sans effets secondaires. Pour qu'elle soit efficace, il faut cependant bien connaître la position des différents points ainsi que ses contre-indications. Par exemple, certains points ne doivent pas être utilisés durant la grossesse, car ils provoquent des contractions utérines. Il est également important de savoir dans quelle direction appliquer la pression, car cela a un effet sur la circulation d'énergie dans le méridien.

Jusqu'à présent, il n'existe aucune étude scientifique qui démontre les effets positifs de l'acupression sur la cystite, mais de nombreuses personnes affirment qu'elle les aide à prévenir les crises. Elle est sans doute effectivement plus utile en prévention que comme traitement et ne serait absolument pas suffisante dans le cas d'une infection aiguë.

Il est prouvé que l'acupression a été pratiquée dans les temps anciens au Moyen-Orient et en Égypte. De nos jours, dans certains pays comme le Japon, elle est couramment utilisée pour soulager la tension et la douleur. Si vous voulez la pratiquer vous-même, vous pouvez apprendre les points et les techniques en consultant un ouvrage sur le sujet; il serait malgré tout plus facile de suivre un cours pour connaître avec précision l'emplacement des points d'acupuncture. Si vous préférez que quelqu'un d'autre vous le fasse, vous pouvez vous adresser à un praticien du shiatsu (voir shiatsu dans ce chapitre, page 126, et également au chapitre 10) ou, à défaut, à un acupuncteur. La majorité des acupuncteurs préfèrent utiliser des aiguilles, tandis que les praticiens en shiatsu se servent de leurs mains et de leurs doigts.

En résumé: L'acupression peut aider à prévenir la cystite. Elle est censée renforcer le fonctionnement de la vessie et des reins.

Appliquez une pression perpendiculairement à chaque point avec le bout du majeur ou de l'index, ou bien à l'aide du pouce. Effectuez des petits mouvements rotatifs pendant environ 60 secondes, deux ou trois fois par jour.

Point d'acupuncture: 60 Vessie

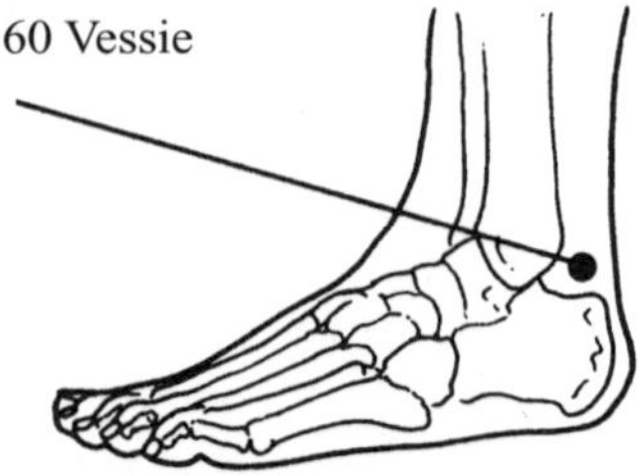

Point d'acupuncture 60V: Sur la face externe de la cheville, à mi-chemin entre l'astragale et le tendon d'Achille. Diminue la douleur et régularise le fonctionnement de la vessie.
Mise en garde: Ne doit pas être utilisé durant la grossesse.

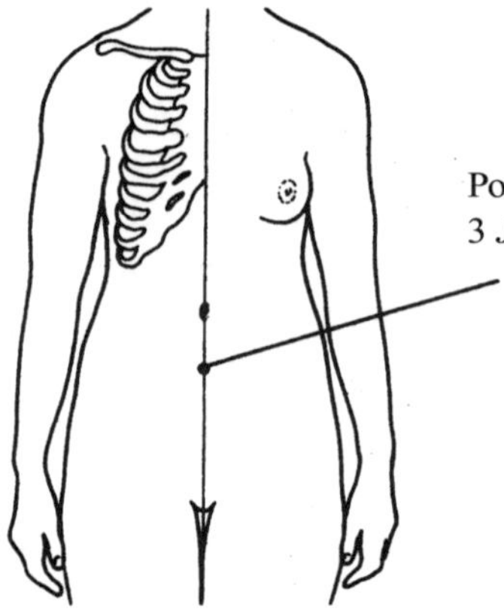

Point d'acupuncture:
3 *Jenn Mo*

Point d'acupuncture 3 JM: Sur la ligne médiane abdominale, 4 largeurs de pouce sous le nombril. Régularise le fonctionnement de la vessie et améliore la circulation sanguine autour des organes abdominaux. Aide à éliminer l'excès de chaleur dans la vessie.

Fig. 3 Les points d'acupuncture utilisés en acupression dans le soin de la cystite

La technique Alexander

La technique Alexander a été mise au point dans les années 1920 par un comédien, F Matthias Alexander, qui souffrait de problèmes de respiration et d'élocution. Il a remarqué qu'une mauvaise posture et de la tension musculaire finissaient par causer, au fil du temps, une détérioration des fonctions organiques. Il a alors mis au point une série d'exercices destinés à « réapprendre » au corps à bouger correctement.

Alexander était persuadé que le corps suit un mouvement naturel et que cet état peut être restauré si l'on corrige les mauvaises habitudes. Il s'intéressait plus particulièrement à l'alignement de la tête avec la colonne vertébrale et, dans ce sens, son travail rejoint quelque peu les principes de l'ostéopathie crânienne (voir ostéopathie, p. 131 à 134), notamment lorsqu'on passe de la position assise à la position debout ou couchée. Les exercices d'Alexander vous aident à:

- être plus conscient de la manière dont vous vous servez de votre corps et de celle dont vous bougez;
- vous débarrasser de mauvaises habitudes qui vous font adopter une fausse position et engendrent de la tension musculaire;
- permettre à votre corps de se redresser de lui-même.

Une fois que le corps s'est redressé, tous les organes internes peuvent mieux fonctionner et la circulation sanguine et l'état des tissus s'améliorent.

La technique Alexander se préoccupe davantage du corps dans son ensemble, ainsi que de l'usage qu'on en fait, que de symptômes physiques particuliers. Elle peut néanmoins être utile pour traiter un large éventail de problèmes physiques associés à une mauvaise posture.

Dans le cas de la cystite, avoir un mauvais maintien général, se tenir assis le dos voûté ou les jambes croisées ou encore debout les épaules tombantes sont autant de positions qui risquent de provoquer une congestion et une mauvaise circulation au niveau de la région pelvienne qui, à leur tour, affectent le fonctionnement de la vessie et des reins. Dans toutes ces situations, la rééducation posturale d'Alexander peut contribuer à améliorer l'état de santé général et à prévenir la cystite.

De nombreux pays possèdent maintenant des écoles de formation en technique Alexander et la *Society of Alexander Teachers* possède des succursales dans le monde entier. Plutôt que d'appliquer un traitement comme tel, le professeur de technique Alexander vous apprend, durant plusieurs séances, à rééduquer votre corps. Une fois que vous aurez maîtrisé les techniques enseignées, vous pourrez les intégrer à votre vie quotidienne.

Il n'existe aucune étude scientifique sur les effets positifs de la technique Alexander dans le cas de la cystite, mais des études détaillées du Dr W. Barlow, un médecin londonien, menées auprès de musiciens et d'acteurs qui ont utilisé cette technique, ont montré une nette amélioration de leur posture et de leur respiration ainsi qu'un soulagement de problèmes mineurs comme les maux de dos. Tous ceux qui ont appris la technique ont une meilleure prestance et ils se sentent beaucoup mieux. Un grand nombre d'entre eux ont également remarqué une diminution de leurs symptômes physiques. Son efficacité peut également s'expliquer de manière physiologique par la réactivation de fuseaux musculaires qui étaient inactifs, la rééducation de groupes de muscles qui sont alors utilisés de manière plus efficace et un envoi plus coordonné des réflexes vers le cerveau. En ce sens, la technique Alexander peut être vue comme une méthode qui aide à mettre l'esprit et le corps en harmonie grâce à une meilleure posture et à des mouvements synchronisés.

En résumé: La technique Alexander améliore la posture et les mouvements du corps de même que l'équilibre mental et physique. Elle dynamise la circulation et l'énergie dans la région pelvienne qui contribuent, à leur tour, à une amélioration des fonctions urinaires.

L'aromathérapie

L'aromathérapie utilise les huiles essentielles de plantes aromatiques que l'on applique au corps par le biais de massages, d'inhalations, de compresses ou de bains. Le terme « aromathérapie » a été inventé dans les années 1920 par un Français, Gattefossé, qui s'est mis à étudier les huiles essentielles après avoir découvert accidentellement le pouvoir cicatrisant de l'essence de lavande sur une brûlure. Cette pratique existait déjà depuis l'Antiquité, notamment chez les Grecs et les Égyptiens. Elle est actuellement largement répandue en France et gagne en popularité dans de nombreux pays.

Les essences sont extraites précautionneusement des végétaux, puis conservées dans certaines conditions. Après être absorbée par la peau, l'huile essentielle est acheminée dans l'organisme par l'intermédiaire des liquides extracellulaires. On ne sait pas précisément quel est le mode d'action des huiles essentielles, mais on a pu constater que des essences différentes stimulent l'activité dans des zones du cerveau différentes et l'aromathérapeute renommé, Robert Tisserand, a fait remarquer que certaines huiles essentielles sont absorbées par certains organes en particulier.

Bien qu'on associe le plus souvent l'aromathérapie aux soins de beauté, elle peut également être utilisée pour un large éventail de problèmes de santé. Les huiles essentielles dont on se sert habituellement pour la cystite sont énumérées dans l'encadré ci-dessous. On peut les appliquer en compresses ou en ajouter quelques gouttes à l'eau du bain.

Huiles essentielles utiles pour soigner la cystite

Bergamote (ne pas l'utiliser durant la grossesse)
Bois de cèdre (de l'Atlas, du Texas, de Virginie – ne pas l'utiliser durant la grossesse)
Camomille (allemande et romaine)
Lavande (aspic et ivraie)
Bois de santal
Melaleuca alternifolia (tea tree)

Un aromathérapeute qualifié sera en mesure de vous aider à choisir l'essence qui vous convient le mieux et à vous conseiller sur le mode d'application le plus souhaitable. Si vous décidez d'avoir recours à des huiles essentielles par vous-même, il vous faut absolument tenir compte des précautions d'emploi qui y sont associées. Les huiles essentielles sont des produits très puissants; certaines d'entre elles peuvent causer une irritation, d'autres ne doivent en aucun cas êtres prises oralement, d'autres enfin sont contre-indiquées pour les femmes enceintes ou les nourrissons.

On devrait toujours acheter des huiles essentielles de première qualité; les essences bon marché ne donnent pas les résultats escomptés. Leur prix dépend de leur mode de préparation qui, lui, influe directement sur leur efficacité. Des recherches menées par l'éminent aromathérapeute français Valnet ont démontré que les variantes d'huiles essentielles synthétisées chimiquement possèdent des propriétés très différentes des huiles essentielles naturelles.

Il est également important de ne jamais appliquer les huiles essentielles directement sur la peau, sauf sur le conseil d'un spécialiste. Elles doivent toujours être diluées dans une huile de base, comme de l'huile d'amande douce, ou ajoutées à de l'eau, dans un bain par exemple.

Bien que soient menées de plus en plus de recherches sur les propriétés des huiles essentielles ainsi que sur leurs effets chez les utilisateurs, il existe peu d'études relatives à leur efficacité dans le cas de troubles spécifiques tels que la cystite. Certaines propriétés des huiles essentielles sont pourtant particulièrement utiles dans le cas de la cystite: la bergamote et le bois de cèdre sont antiseptiques et diurétiques (bien qu'une étude récente menée par Baerheim et Scheffer ait conclu que l'effet diurétique de la plupart des huiles essentielles est négligeable) alors que la lavande est antiseptique et apaisante.

Il semble que l'aromathérapie soit le plus utile dans le cas de cystite associée au stress, car elle favorise la détente et le calme. Elle peut donc contribuer à prévenir la cystite et à supporter l'angoisse et le stress présents lors d'une infection aiguë. Les huiles essentielles constituent également d'excellents antiseptiques naturels.

Quelques gouttes d'essence de lavande ajoutées à l'eau procurent un bain aromatique et relaxant, qui est en même temps naturellement antiseptique, ce qui permet de maintenir les parties génitales exemptes de bactéries et donc de prévenir toute infection (il faut cependant ne jamais rester très longtemps dans un bain chaud si l'on souffre de cystite).

Les huiles essentielles appliquées en compresses ou en bains de siège peuvent également être utiles (voir encadré ci-dessous et section sur la naturopathie, p. 126). En Europe, on les utilise aussi parfois dans les douches vaginales, mais on déconseille généralement aux personnes sujettes à la cystite d'avoir recours aux douches vaginales, car elles risquent d'assécher les sécrétions naturelles et par conséquent d'empirer le problème.

En résumé: L'aromathérapie convient bien aux cystites reliées au stress, car elle favorise la relaxation et la détente. Elle est également excellente comme antiseptique naturel, mais risque d'être insuffisante dans le cas d'une infection aiguë.

Modes d'utilisation de l'aromathérapie dans les cas de cystite

Les bains

- Remplissez la baignoire d'eau tiède, jamais chaude.
- Ajoutez 5 à 10 gouttes d'huile essentielle et mélangez bien avec les mains.
- Certaines essences risquent de causer une irritation; vérifiez d'abord à l'aide d'une bassine d'eau.
- Restez dans le bain de 5 à 10 minutes, puis videz la baignoire.
- Douchez les parties génitales avec de l'eau plus ou moins froide afin de stimuler la circulation sanguine et le drainage lymphatique.

(Voir également hydrothérapie et physiothérapie, p. 129.)

Les compresses

- Remplissez un bol d'eau très chaude et ajoutez-y de 5 à 10 gouttes d'huile essentielle.
- Trempez-y une serviette ou un linge, essorez bien, puis enveloppez votre ventre.
- Recouvrez avec une serviette sèche et mettez-vous au lit.
- Restez allongé jusqu'à ce que la compresse ait refroidi ou séché, puis répétez l'opération avec une autre compresse chaude ou encore alternez avec une froide (que vous préparerez comme la précédente mais avec de l'eau glacée).

- La compresse soulage la douleur, réduit l'inflammation et améliore la circulation sanguine et le drainage lymphatique dans la région pelvienne (voir également naturopathie, p. 126).

Le massage

- Ajoutez de 15 à 20 gouttes d'huile essentielle à 25 ml (1 oz) d'huile de base, par exemple de l'huile d'amande douce.
- Enduisez-vous les mains d'huile puis frottez-les l'une contre l'autre pour la réchauffer.
- Massez doucement l'abdomen dans le sens *contraire* des aiguilles d'une montre.
- Couvrez le corps pour le garder au chaud et restez allongé le temps que l'huile essentielle pénètre dans la peau puis dans la circulation sanguine.

L'écologie clinique (tests d'allergie)

L'écologie clinique se penche sur les effets que peuvent avoir sur notre santé certains facteurs environnementaux, à savoir ce que nous mangeons, buvons, respirons ou touchons. Une hypersensibilité à des aliments, des matières présentes dans l'air, des produits chimiques, etc., se développe chez certaines personnes et le contact avec ceux-ci peut produire de graves réactions.

Les tests d'allergie servent à déterminer quels éléments causent les symptômes chez un sujet donné, puis à éliminer les coupables de son alimentation, de son foyer, etc. Si l'organisme retrouve ses forces, on peut éventuellement réintroduire certains agents sans remarquer de nouvelle réaction (les réactions diffèrent évidemment beaucoup d'un individu à un autre).

Depuis longtemps déjà, on a supposé que les allergies avaient un rôle à jouer dans la cystite. Certains aliments ou boissons, entre autres le jus d'orange, le blé, les tomates, le thé ou le café, lorsqu'ils passent dans le sang ou l'urine causent une irritation de la muqueuse vésicale. Une autre hypothèse a également été avancée: si vous avez suivi un traitement aux antibiotiques, vous risquez d'avoir un problème de candidose qui est la prolifération de micro-organismes indésirables dans l'intestin (voir candidose, p. 107 à 109). Certains aliments, en particulier les sucres et les aliments fermentés ou qui contiennent de la levure, favorisent la prolifération de levures du genre candida, ce qui vous rend plus apte à souffrir de candidose vaginale et ce qui permet aux bactéries de passer de l'anus ou du vagin vers l'urètre et éventuellement de provoquer une cystite.

Les allergies peuvent être testées, par des écologistes cliniques qualifiés, directement sur la peau ou à l'aide d'équipement électrodermique tel que l'appareil allemand VEGA. Il vous est également possible de déterminer vous-même vos allergies en procédant par élimination. Cette méthode peut être assez longue et elle demande un effort de volonté et de concentration. Si vous avez réellement l'intention de déterminer vos allergènes éventuels et de les exclure de votre vie, il est sans doute préférable de vous adresser à un professionnel. Si vous n'en trouvez pas dans votre région, vous pouvez essayer de procéder par élimination tel qu'il est décrit ci-après.

Régime d'élimination (ou d'exclusion)

- Durant une semaine, notez tout ce que vous mangez et buvez. Ayez toujours sur vous un carnet et un crayon et inscrivez au fur et à mesure tout ce que vous ingérez. N'essayez pas de vous souvenir vaguement, à la fin de la journée, de tout ce que vous avez consommé. Pour que cette méthode fonctionne, il faut qu'elle soit très précise.
- N'oubliez pas d'inclure assaisonnements, collations, comprimés, vitamines, eau, alcool et gomme à mâcher, car ils peuvent aussi provoquer une réaction allergique chez certaines personnes. Par exemple, les nouvelles eaux embouteillées à arôme spécial renferment des additifs qui peuvent être irritants.
- Dans une autre colonne, inscrivez tout symptôme qui apparaît. Par exemple, si vous vous sentez brusquement fatigué ou déprimé après un repas, notez-le. Si votre miction devient gênante au cours de la journée, écrivez-le aussi, et ainsi de suite.
- À la fin de la semaine, examinez comme il faut les deux colonnes et répondez aux questions suivantes:
  - * Y a-t-il des aliments que vous mangez très souvent et qui vous manquent si vous ne pouvez pas en avoir, par exemple pain, fromage, bonbons?
  - * Votre alimentation est-elle équilibrée? Mangez-vous régulièrement des fruits et des légumes frais ou vous contentez-vous de pro-

duits transformés? Réduisez-vous votre consommation de gras et augmentez-vous celle de fibres? Les quantités de protéines, glucides et autres aliments sont-elles équilibrées?
* Buvez-vous beaucoup d'eau? Consommez-vous de grandes quantités de thé, de café ou de boissons gazeuses?
* Vos symptômes se répètent-ils de manière identique, par exemple vous ressentez toujours une fatigue l'après-midi ou vous avez une miction gênante systématiquement après une soirée où vous avez bu de l'alcool? Pouvez-vous remarquer un lien entre les symptômes et l'ingestion d'un aliment ou d'une boisson en particulier?

- Si certains aliments ou certaines boissons apparaissent très souvent dans votre tableau et semblent être associés à vos symptômes, éliminez-les *complètement* de votre alimentation pendant un mois.
  * Vérifiez les étiquettes sur les aliments et méfiez-vous des ingrédients qui peuvent être cachés comme le sucre contenu dans le pain et la mayonnaise.
  * Ayez recours à des solutions de remplacement moins nocives. Remplacez le thé par de l'eau ou le café par des tisanes.
  * Si de nombreux éléments semblent être associés à vos symptômes, éliminez-les progressivement l'un après l'autre ou retirez-en un de plus chaque semaine.
  * Attendez-vous à ce que vos symptômes empirent au début lorsque votre organisme

commence à se désintoxiquer. Ce phénomène doit au contraire vous encourager, car c'est le signe que vous avez découvert l'allergène. Buvez beaucoup d'eau fraîche ou filtrée et les symptômes devraient disparaître au bout d'un ou deux jours.

- Continuez de noter vos symptômes durant la période d'exclusion. Si vous constatez une nette amélioration, abstenez-vous de consommer ces aliments ou ces boissons pendant huit autres semaines, après quoi, vous pouvez essayer de les réintroduire progressivement, un à la fois, pendant une semaine. Il est préférable d'éliminer complètement tous ceux qui engendrent de nouveau les symptômes.

Si vous pensez souffrir de candidose, vous pouvez consulter votre médecin généraliste ou un thérapeute nutritionniste spécialisé dans la candidose ou encore suivre une diète contre la candidose. Globalement, ce régime alimentaire consiste à éliminer tous les aliments et toutes les boissons qui favorisent le développement et la multiplication des levures du genre candida. Parallèlement à une telle diète, certains thérapeutes prescrivent la prise d'antifongiques et de lactobacilles tels que *Lactobacillus acidophilus* et *Bifidobacterium bifidus* qui permettent de repeupler l'intestin avec des bactéries « bienveillantes ».

Symptômes les plus courants de la candidose

- Ballonnement
- Alternance de diarrhée et de constipation
- Flatulence
- Candidose vaginale et cystite persistantes
- Troubles menstruels
- Fatigue et douleurs musculaires
- Perte de la libido

Diète contre la candidose

Éliminez de votre alimentation, pendant au moins un mois, tous les éléments suivants:

- Tous les aliments qui contiennent de la levure, y compris pain, biscuits, gâteaux. Remplacez-les par des craquelins de seigle ou du pain à 100 % de seigle.
- Tous les aliments fermentés tels que vinaigre, sauce soja et aliments marinés. Préparez vos assaisonnements à salade avec du jus de citron fraîchement pressé.
- Tous les sucres et produits sucrés, y compris bonbons, chocolats, miel, sirop d'érable, boissons sucrées, yogourts sucrés, etc.
- Le lait et les produits laitiers. Remplacez-les par des produits à base de soja.
- Tous les produits faits de farine blanche raffinée. Remplacez-la par de la farine complète et des céréales entières.
- Tous les aliments à risque de moisissures comme les champignons et la nourriture qui

date de plusieurs jours. Préparez autant que possible de la nourriture fraîche.
- L'alcool, le thé et le café. Remplacez-les par des tisanes et de l'eau minérale.
- Les aliments qui contiennent des édulcorants, colorants, agents de conservation et additifs artificiels. Consommez des produits frais et non dénaturés.

Privilégiez dans votre alimentation les éléments suivants:
- De grandes quantités de légumes frais, de salades et de céréales entières.
- De l'ail, broyé ou émincé, sur les salades ou les légumes.
- Utilisez exclusivement de l'huile d'olive extra-vierge, pressée à froid.
- Limitez votre consommation de fruits. N'en mangez pas du tout la première semaine (à cause de leur teneur élevée en sucre), puis réintroduisez-les graduellement. Limitez-vous à deux fruits par jour et évitez ceux qui sont très sucrés ainsi que les agrumes.

Il ne faudrait pas sous-estimer l'importance des allergies et de la candidose. Le cas d'Ann, décrit dans le livre de Patrick Kingsley, *Conquering Cystitis*, démontre l'effet dévastateur que peuvent avoir les allergies alimentaires sur la vie d'une personne. Il raconte qu'Ann, une femme au foyer de 33 ans, souffrait au départ de symptômes légers qui s'aggravèrent tellement qu'elle finit par recevoir des électrochocs dans un hôpital psychiatrique… tout cela parce qu'on n'avait pas diagnostiqué chez elle des allergies alimentaires. Voici un résumé de son histoire.

L'expérience d'Ann avec les allergies alimentaires

Ann vivait heureuse, mariée et mère de deux enfants, lorsqu'elle commença à souffrir de dépression: elle manquait d'énergie et pleurait souvent sans raison. Son état s'aggrava peu à peu et elle commença même à souffrir de violents maux de tête et d'une perte de libido. Elle se sentait tout le temps mal et sa relation avec son mari et ses enfants s'en ressentait énormément.

Au fil des ans, elle consulta à plusieurs reprises son médecin de famille et subit différents examens qui s'avérèrent tous négatifs. Il lui prescrivit différents médicaments, entre autres des tranquillisants, qui ne faisaient qu'empirer son état. Elle finit par consulter un psychiatre qui lui prescrivit des antidépresseurs. Cette fois-ci, son état se détériora complètement. Le psychiatre la fit alors entrer à l'hôpital pour « observation » et on décida de lui faire subir un traitement par électrochocs.

Pendant un certain temps, elle se sentit mieux sur le plan mental, mais elle souffrait malgré tout de pertes de mémoire et subit deux crises de cystite. Au bout de quelques mois, sa dépression et sa léthargie réapparurent et on lui suggéra un autre traitement par électrochocs. Cette fois-ci, son état ne s'améliora que très peu et ses pertes de mémoire empirèrent; elle refusa donc de poursuivre le traitement.

À la suite de cela, elle eut une amygdalite qui fut traitée par antibiotiques. Son mal de gorge s'estompa mais elle se retrouva avec une candidose vaginale et, quelques jours plus tard, avec une cystite. La cystite disparut et le médecin lui prescrivit des ovules pour soigner la candidose. Au cours des mois suivants, elle continua à se sentir mal, souffrit de problèmes digestifs et subit plusieurs crises de cystite.

La mère d'Ann tomba par hasard sur un article de magazine sur les allergies alimentaires et, après avoir lu quelques livres sur le sujet, Ann et son mari consultèrent un écologiste clinique. Après avoir posé des questions à Ann, il en arriva à la conclusion qu'elle souffrait d'allergies alimentaires depuis son enfance et que la cystite n'était que l'un des nombreux symptômes qu'elles avaient engendrés.

Le spécialiste montra à Ann de quelle manière ses différents symptômes pouvaient être reliés à des allergies alimentaires et il l'aida à reconnaître et à éliminer les allergènes, à modifier ses habitudes alimentaires et à améliorer son équilibre nutritionnel. Grâce aux conseils du thérapeute, elle réussit à se débarrasser pour de bon de sa cystite et son état de santé général s'améliora grandement.

Les praticiens de la kinésiologie appliquée (test musculaire) et ceux qui traitent par champs électromagnétiques effectuent eux aussi des tests d'allergie mais leurs résultats sont souvent variables.

En résumé: L'écologie clinique joue un rôle très important dans la compréhension et la prévention de la cystite.

La guérison spirituelle

La guérison spirituelle existe depuis la nuit des temps. Les guérisseurs peuvent être laïcs ou religieux, magnétiseurs ou autres. Dans tous les cas, la ou les personnes en guérissent une autre sans l'aide d'instruments ni de médicaments d'aucune sorte.

Les méthodes les plus couramment utilisées sont l'imposition des mains et la prière. Ce ne sont toutefois pas tous les guérisseurs qui font appel à la foi. Matthew Manning, un guérisseur britannique réputé, affirme avec fierté qu'il « puise sa foi dans la guérison » et il a démontré au cours d'expériences en laboratoire qu'il était capable d'influencer des cellules placées dans un récipient en ne se servant que de ses mains et de sa volonté.

D'autres guérisseurs attribuent leur pouvoir de guérison à une puissance supérieure ou divine. Certains pratiquent même la guérison à distance en se servant de la télépathie.

Nul ne sait exactement comment ce genre de thérapie fonctionne, mais il n'y a aucun doute qu'on a pu assister à des guérisons spectaculaires. Un rapport publié en 1956 par la *British Medical Association* a conclu que « la thérapie spirituelle a permis certaines guérisons qui sont inexplicables du point de vue médical ». De nombreux guérisseurs ont même affirmé que 70 à 80 % de leurs patients constataient une amélioration de leurs symptômes.

D'aucuns prétendent qu'il ne s'agit là que d'un effet placebo causé par les soins et l'attention accordés par le guérisseur, mais certains chercheurs ont affirmé que des changements physiques avaient réellement lieu dans le corps du malade. Quelle que soit l'explication de ce phénomène, la popularité des guérisseurs ne se dément pas et certaines personnes atteintes de cystite y ont eu recours. Parmi elles, certaines disent n'avoir remarqué aucun effet; d'autres affirment que ces séances les ont aidées en leur permettant de se détendre et que cela semblait avoir contribué à prévenir de nouvelles crises.

Comment se déroule une séance de guérison spirituelle?

On vous demande en général de vous détendre, assis ou allongé, sans vous dévêtir. Le guérisseur place ses mains au-dessus ou sur votre corps; il les garde immobiles ou les déplace sur différentes parties du corps. Un petit nombre de guérisseurs peuvent réellement pénétrer dans le corps à l'aide de leurs mains ou d'un instrument comme un couteau, mais ce phénomène est tout de même rare.

Durant la séance, le guérisseur est le plus souvent silencieux, car il concentre toutes ses énergies et son pouvoir de guérison sur la zone malade. La personne qui reçoit le traitement rapporte souvent une sensation de chaleur ou de picotement et elle se sent très détendue ou même fatiguée à la fin de la séance.

Il arrive que la guérison soit instantanée alors que, dans d'autres cas, il faut avoir recours à cette méthode plusieurs fois.

Vous pouvez trouver des guérisseurs par le bouche à oreille ou encore, dans certains pays, en vous adressant à des associations bien établies. Certaines ont des milliers de membres qui travaillent désormais de concert avec les médecins et sont liés par un code de déontologie.

Les guérisseurs n'ont pas le droit de poser un diagnostic, mais si vous arrivez chez eux avec un diagnostic de cystite établi par votre médecin, ils feront de leur mieux pour vous aider. Ils sont nombreux à offrir leurs services gratuitement; méfiez-vous donc de quiconque vous demande un montant d'argent astronomique.

Il y a peu de chances que cette méthode de traitement guérisse complètement de la cystite ou ait une quelconque efficacité dans le cadre d'une crise aiguë, mais elle peut contribuer à diminuer le stress et à renforcer les organes atteints.

En résumé: La guérison spirituelle peut être utile dans le cas de cystite reliée au stress. Ce genre de traitement favorise la relaxation et peut aider éventuellement à renforcer les organes internes.

La phytothérapie

La phytothérapie (médecine par les plantes) est la pratique médicale la plus ancienne que l'on connaisse. Elle consiste à absorber, par voie interne ou externe, feuilles, fleurs, écorce ou autres parties des plantes, arbres ou champignons, dans le but de prévenir ou soigner les maladies. Dans de nombreux coins du globe, la phytothérapie est encore à ce jour l'une des formes de médecine prédominante et un grand nombre de médicaments utilisés en médecine occidentale, notamment l'aspirine, sont fabriqués à partir de dérivés de plantes.

Certains végétaux peuvent être absorbés tels quels et mâchés, préparés en infusions ou encore appliqués sous forme de cataplasmes. On peut également les réduire en poudre par le procédé de la lyophilisation, les transformer en teintures par la distillation ou en faire des onguents. On peut les manger, les boire, les appliquer sur la peau, les inhaler, les ajouter à l'eau du bain ou les administrer par voie interne dans les douches vaginales ou les suppositoires.

Certaines plantes ont un effet très doux, tandis que d'autres peuvent être extrêmement toxiques si elles sont prises incorrectement. Par conséquent, il est primordial que vous suiviez ces quelques règles:

- Achetez des plantes médicinales de première qualité chez des fournisseurs de confiance.
- Assurez-vous de tout connaître de la plante envisagée ainsi que de ses modes d'utilisation.
- Consultez un phytothérapeute qualifié qui vous donnera des conseils dans ce domaine.
- Soyez extrêmement prudente si vous êtes enceinte. Certaines plantes médicinales peuvent être d'une grande utilité durant la grossesse, de même que pendant et après l'accouchement, mais d'autres sont dangereuses. Demandez toujours l'avis d'un professionnel.

Il existe différentes formes de phytothérapies. Celles que l'on rencontre le plus souvent en Occident sont la phytothérapie occidentale ainsi que les phytothérapies chinoise et japonaise. Il en existe cependant de nombreuses autres: tibétaine, indienne, africaine, aborigène, tsigane, pour ne citer que celles-là. Même si tous les phytothérapeutes entendent soigner la personne dans sa globalité et non pas juste la maladie, leurs méthodes diffèrent dans la quantité de plantes prescrites ainsi que dans l'état préconisé. Les phytothérapeutes occidentaux se servent en général d'une seule plante qui croît naturellement dans leur région. Les phytothérapeutes orientaux ont plutôt tendance à avoir recours à des végétaux provenant de l'Extrême-Orient et ils privilégient bien souvent des combinaisons de plantes. Ceux qui ont une formation en phytothérapie chinoise préfèrent utiliser les plantes médicinales à l'état brut, associées à de l'acupuncture. Les spécialistes du kanpo, une forme de phytothérapie japonaise, préconisent quant à eux des dosages plus faibles ainsi que des produits plus raffinés, sous forme de poudres par exemple, plutôt que des plantes à l'état naturel.

Plantes médicinales utilisées contre la cystite

Le persil *(Petroselinum sativum)*. Hachez grossièrement, puis faites infuser dans de l'eau chaude pendant 5 minutes avant de boire. On peut également prendre la racine et les graines de persil sous forme de teinture, à raison de 5 à 15 gouttes 3 ou 4 fois par jour. L'action diurétique du persil favorise la miction.

La canneberge. Buvez 250 ml (8 oz) de jus de canneberge 2 fois par jour en évitant toutefois les boissons très sucrées. Ne buvez pas plus d'1 litre (32 oz) par jour au risque de causer la formation de calculs rénaux. Si le goût ne vous plaît pas ou

si vous préférez le prendre sous une autre forme, il existe désormais de l'extrait de canneberge en capsules.
La canneberge acidifie quelque peu l'urine, augmente le débit urinaire et contribue à empêcher les bactéries d'adhérer aux muqueuses de la vessie et de l'urètre.
La busserole *(Uva ursi)*. Prenez 1 à 2 cuillerées à thé de feuilles séchées infusées dans de l'eau 3 fois par jour. Vous pouvez remplacer par 250 à 500 mg en comprimés 3 fois par jour ou par 20 à 30 gouttes de teinture 4 à 6 fois par jour.

Des études scientifiques ont démontré que la busserole est un antiseptique et un diurétique naturels et qu'elle a un effet sur les bactéries *E. Coli*, mais elle peut être toxique si elle est prise en trop forte dose. Respectez toujours les dosages recommandés.
L'hydraste du Canada ou **sceau d'or** *(Hydrastis canadensis)*. Prenez 1 à 2 g de racine séchée (500 à 1000 mg si elle est lyophilisée) 3 fois par jour dans un peu d'eau. Vous pouvez remplacer par 250 à 500 mg en comprimés 3 fois par jour ou 1 cuillerée à thé de teinture 3 fois par jour.

Le sceau d'or est fréquemment utilisé tant par les phytothérapeutes que par les naturopathes et de nombreuses études scientifiques ont prouvé son efficacité contre une grande gamme de bactéries, y compris *E. Coli*.
La guimauve officinale *(Althæa officinalis)*. Prenez 10 à 30 g (2 c. à thé à 2 c. à soupe) de poudre dans de l'eau tiède 3 ou 4 fois par jour.

La guimauve officinale diminue l'inflammation des muqueuses en plus d'avoir des propriétés diurétiques.

Le buchu *(Barosma betulina)*. Prenez 10 à 15 gouttes de teinture 3 ou 4 fois par jour.

Le buchu est un diurétique, un antiseptique et un tonique urinaire.

Le chiendent *(Agropyron repens)*. Prenez 5 à 20 gouttes de teinture 3 ou 4 fois par jour.

Le chiendent diminue l'inflammation des muqueuses en plus d'avoir des propriétés diurétiques.

Les baies de genièvre *(Juniperus communis)*. Faites infuser une petite poignée de baies dans de l'eau et laissez-les tremper pendant 5 minutes. Égouttez et buvez le liquide. *Remarque:* N'utilisez pas cette plante si vous êtes enceinte ou si vous souffrez d'une maladie des reins.

Le genévrier est un puissant diurétique.

Vous pouvez également employer des **baies de palmier nain**, de la **racine de pissenlit**, du **gaillet** *(Galium aperine)* et de l'**ortie**. Les jeunes feuilles d'ortie cueillies, au printemps, au sommet des tiges d'orties sauvages (portez des gants pour éviter de vous piquer aux feuilles plus anciennes situées en bas des tiges!) et infusées dans de l'eau chaude donnent une tisane qui est un excellent tonique des reins.

Si vous utilisez en tisane une des plantes énumérées ci-dessus, n'y ajoutez ni édulcorant ni lait. La tisane de camomille a un effet calmant. Certaines plantes comme le **sceau d'or**, le **souci** et le ***melaleuca alternifolia*** *(tea tree)* se vendent sous forme d'ovules (suppositoires vaginaux) et peuvent aider à contrôler la candidose vaginale et à réduire la quantité de bactéries présentes dans le vagin. *Remarque:* Le jus de canneberge s'achète dans les magasins de produits naturels et dans de nombreux supermarchés. On trouve des capsules d'extrait de canneberge dans les magasins de produits naturels et dans certaines pharmacies. Les plantes médicinales sont offertes chez les herboristes, les phytothérapeutes, les naturopathes et dans les magasins de produits naturels.

De nos jours, les phytothérapeutes occidentaux suivent en général une longue formation professionnelle. Dans les pays plus ruraux, cependant, la connaissance des plantes médicinales se transmet le plus souvent de génération en génération.

On connaît depuis fort longtemps l'action bienfaisante de certaines plantes sur les problèmes urinaires (voir encadré, pages précédentes). Il est désormais possible de se procurer un grand nombre d'entre elles en vente libre sous forme de tisanes ou de teintures; quant aux autres, on peut simplement les cueillir dans son jardin pour en faire des infusions ou les ajouter à la nourriture.

L'expérience de Justine avec les plantes médicinales chinoises

Justine, une couturière sans emploi d'une trentaine d'années, souffrait de cystite récidivante lorsqu'elle est allée consulter un phytothérapeute chinois. Lors de l'examen, il a remarqué que la langue de la jeune femme était craquelée, sèche et rougie, et que son pouls était très rapide, surtout au niveau du foie. Le praticien diagnostiqua un excès de chaleur et d'humidité dans l'organisme et une stagnation des fonctions hépatiques. Ce problème était causé en partie par des troubles émotionnels (elle était tendue et irritable) et aussi par une consommation excessive de cannabis qui, selon la médecine orientale, fait stagner le chi (énergie vitale) du foie.

Le thérapeute prescrivit à Justine une poudre médicinale chinoise appelée Ba Zheng San (Poudre des huit rectifications), concentrée, qu'elle devait prendre tous les jours pendant quelques semaines. Elle reçut également une série de traitements d'acupuncture pour augmenter l'effet des plantes.

Justine retrouva peu à peu sa joie de vivre et diminua sa consommation de cannabis. Elle récupéra tranquillement ses forces physiques et, sur une période de deux ans, elle n'eut à subir aucune autre crise de cystite. Elle déclara que le traitement avait « énormément » changé sa vie.

Les commentaires du praticien: Un traitement en phytothérapie peut être utile dans les cas de cystite, mais il est essentiel d'y adjoindre un changement du mode de vie. Chaque cas est différent et demande à être géré avec vigilance. On a tendance à n'employer les plantes à effet diurétique ou refroidissant que dans les cas de cystite aiguë. De plus, il faut absolument traiter la cause sous-jacente qui peut être une déficience rénale mais aussi bien une faiblesse de la rate (qui cause de l'humidité) ou du foie (qui cause de la chaleur). Une fois l'infection réglée, on doit fortifier la constitution de la personne afin d'éviter toute réinfection. Enfin, il faut aussi tenir compte des habitudes de vie telles que l'alimentation et le niveau de stress.

Poudres médicinales chinoises

Les formules suivantes sont couramment utilisées contre la cystite:
Zhu Ling Tang (Combinaison polypore) qui aide à disperser l'excès d'humidité.
Ba Zheng San (Poudre des huit rectifications) qui aide à disperser l'excès de chaleur.
Wu Lin San (Poudre aux cinq ingrédients) qui aide à disperser l'excès de chaleur et à entretenir le *chi* et le sang.
On ne peut se procurer ces poudres que sur ordonnance d'un phytothérapeute chinois.

Plusieurs plantes connues pour améliorer les fonctions urinaires, notamment la canneberge, ont fait l'objet de recherches scientifiques rigoureuses qui ont donné des résultats probants. Une étude publiée en 1994 dans le *Journal of the American Medical Association* concluait que l'ingestion de 300 ml (10 oz) de jus de canneberge quotidiennement diminuait d'une manière significative le niveau de bactéries présentes dans un échantillon d'urine prélevé chez des femmes âgées. Une autre étude menée en 1968 montrait que 73 % des sujets souffrant d'infection des voies urinaires (44 femmes et

16 hommes) ont vu leur état s'améliorer lorsqu'on leur a donné 250 ml (8 oz) de jus de canneberge chaque jour et 61 % des sujets dont l'état s'était amélioré ont souffert d'une réinfection lorsqu'ils ont cessé d'en prendre.

Des articles parus récemment dans les médias soulèvent le problème des dangers liés à l'utilisation des plantes médicinales chinoises et de leur possible toxicité. Certains phytothérapeutes se servent donc désormais d'analyses de sang pour surveiller le fonctionnement du foie et des reins de leurs patients. Cependant, deux enquêtes menées dans deux centres de santé londoniens, l'une auprès de plus de 1000 patients qui prenaient des plantes médicinales chinoises et l'autre avec 48 patients qui recevaient des formules de kanpo (phytothérapie japonaise), n'ont montré aucun effet indésirable. Ce qui est primordial, semble-t-il, c'est de suivre à la lettre les précautions d'emploi émises par les associations professionnelles.

En résumé: La phytothérapie s'est montrée à la fois sans danger et efficace dans la prévention et le traitement des infections urinaires.

L'homéopathie

L'homéopathie est une thérapeutique qui s'appuie sur deux lois fondamentales: « le semblable guérit le semblable », et il faut administrer la plus petite dose possible. Ces principes, déjà connus des Grecs au Ve siècle avant Jésus-Christ, ont été érigés en système médical par Samuel Hahnemann, un médecin de Leipzig. Il a découvert que l'on pouvait soigner une maladie en utilisant une substance qui produirait normalement les mêmes symptômes si elle était administrée à une personne en bonne santé. Hahnemann a aussi remarqué que plus la dose était infime, plus elle était puissante.

Les remèdes homéopathiques sont fabriqués par broyages successifs, c'est ce qu'on appelle la trituration, ou par dilutions et secousses successives, qui est la succussion. Au fur et à mesure du processus, la quantité de substance originale diminue de plus en plus. Il semblerait pourtant qu'il subsiste une empreinte énergétique que le corps, d'une manière ou d'une autre, réussit à capter. Devant un tel procédé, les sceptiques ne manquent pas et un tollé s'était élevé dans la communauté scientifique lorsque le scientifique français Jean Bienveniste avait déclaré en avoir fait la preuve dans des conditions de laboratoire. Il y a pourtant peu de doute que l'homéopathie est efficace. Elle est pratiquée dans le monde entier, très prisée en Europe et en Inde et utilisée par de nombreux médecins.

En homéopathie, l'objectif est de stimuler la réaction du corps face à la maladie au lieu de supprimer celle-ci. Pour cette raison, les symptômes risquent tout d'abord de s'aggraver avant de s'atténuer, au moment même où les défenses de l'organisme se mettent en branle.

Les remèdes homéopathiques se prennent sous forme de comprimés, de granules ou de teintures conservées dans de l'alcool. Si vous êtes allergique aux produits laitiers, assurez-vous que les comprimés ou les granules sont exempts de lactose et, si vous êtes sensible à l'alcool, placez les gouttes de teinture dans un peu d'eau tiède et laissez l'alcool s'évaporer. Pour les nourrissons et les jeunes enfants, il existe des granules homéopathiques en sucre qui se dissolvent tout simplement sur la langue.

Dans le cas de la cystite, on choisira un remède homéopathique en fonction des symptômes présents (voir encadré). Il vaut toujours mieux consulter un thérapeute homéopathe pour être bien conseillé; mais dans de nombreux pays, les remèdes sont en vente libre et on peut les utiliser chez soi, car ils sont sans danger, efficaces et bon marché.

Remèdes homéopathiques utiles pour la cystite

Les remèdes énumérés ci-dessous peuvent aider à atténuer les symptômes immédiats. Lisez attentivement la liste, puis choisissez avec soin la description qui correspond le mieux à votre condition. Ne prenez qu'un seul remède à la fois et respectez bien la puissance indiquée. (Les chiffres 6 CH et 30 CH indiquent la puissance du remède, c'est-à-dire le nombre de fois que la teinture mère de la substance a été diluée, puis a été soumise à la succussion qui consiste à l'agiter violemment. En homéopathie, plus une substance est diluée, plus elle est semble-t-il puissante.)

Prenez le remède qui convient toutes les 30 minutes, 10 doses au maximum, pour soulager l'inconfort à la miction. Les comprimés ou les granules peuvent être déposés sur la langue ou encore croqués. Les gouttes peuvent être ajoutées à un demi-verre (125 ml / 4 oz) d'eau. Évitez café, thé et menthe (y compris dentifrice à la menthe) pendant l'administration du remède et attendez 30 minutes avant et après pour manger, boire ou fumer.

Il faut absolument que vous cessiez de prendre le remède dès que vous constatez une nette amélioration de votre condition et que vous n'en repreniez que si les symptômes réapparaissent. Si vous ne remarquez aucun changement après la sixième dose, laissez tomber ce remède et cherchez dans la liste un remède plus efficace ou encore demandez conseil à un professionnel. Consultez un homéopathe qualifié pour obtenir un traitement de fond en vue de prévenir les récidives de cystite.

Cantharis 30 CH: Brûlures et douleurs vives dans le bas-ventre; envie constante d'uriner; douleur dans le creux des reins qui a tendance à s'intensifier l'après-midi; mince filet d'urine teintée de sang; incapacité à vider complètement la vessie.

Nux 6 CH: Besoin fréquent et douloureux d'uriner sans grand résultat.

Apis 30 CH: Douleurs vives dans le bas-ventre; besoin fréquent d'uriner; urine peu abondante, chaude et teintée de sang; les symptômes semblent empirer à la chaleur et s'atténuer au froid.

Belladonna 30 CH: Sensation de brûlure le long de l'urètre; vessie sensible aux secousses; urine rouge vif qui contient des petits caillots de sang; envie persistante même après avoir uriné.

Tarentula 6 CH: Forte fièvre; douleur atroce dans la région de la vessie; vessie gonflée et dure; la personne se sent extrêmement agitée; sentiment fort d'impatience.

Berberis 6 CH: Urine visqueuse qui contient de fines particules de mucus; brûlures et douleurs irradiantes qui s'accentuent durant et après la miction ainsi qu'au repos.

Causticum 6 CH: Envie fréquente d'uriner aggravée lorsqu'on tousse ou éternue; hypersensibilité au froid; lorsqu'on a envie, rien ne se passe mais, 15 minutes plus tard, fuite involontaire d'urine; démangeaisons autour du méat urinaire, parfois avec pertes vaginales.
Dulcamara 6 CH: La crise survient après s'être mouillé ou avoir pris froid, surtout en automne; miction fréquente et urines teintées de sang.
Sarsaparilla 6 CH: La douleur survient une fois la miction terminée; urine épaisse et laiteuse; besoin pressant d'uriner; la personne a soif.
Terebinth 6 CH: Besoin fréquent d'uriner et miction brûlante accompagnée de douleur dans le creux des reins; présence de sang dans les urines; somnolence; oreilles qui tintent; langue rouge et brillante; le repos aggrave les symptômes, mais marcher au grand air les atténue.
Staphisagria 6 CH: La crise survient après des rapports sexuels ou à la suite d'un cathétérisme effectué pour une intervention chirurgicale; sensation dans l'urètre comme si un filet d'urine passait continuellement; sensation de brûlure pratiquement constante même quand on n'urine pas.
Clematis 6 CH: Jet d'urine lent et intermittent.
Arsenicum 6 CH: Sensations de brûlure dans le bas-ventre; la personne est agitée, a froid et est angoissée.
Camphora 6 CH: La douleur est plus forte au début de la miction; aucune urine ne passe malgré un besoin impérieux; spasmes musculaires à la base de la vessie; le froid accentue les symptômes.

Extrait de *The Family Guide to Homeopathy* du Dr Andrew Lockie (*Hamish Hamilton* 1989) et reproduit avec l'aimable autorisation du Dr Andrew Lockie et de *Penguin Books*.

En résumé: L'homéopathie peut aider à atténuer les symptômes aigus et un traitement de fond contribue à prévenir les cystites récidivantes.

Le massage

Il existe différentes formes de massage thérapeutique. La plupart aident à soulager la tension musculaire, à favoriser la relaxation et à augmenter les circulations sanguine et lymphatique. Tous ces effets peuvent être bénéfiques à toute personne souffrant de cystite qui cherche à prévenir les crises et à améliorer son état de santé général. Le shiatsu, une technique de massage japonaise, qui agit sur le système de méridiens (voir section sur l'acupuncture, p. 87 à 92) peut également améliorer le fonctionnement de la vessie et des reins.

La naturopathie

Les naturopathes tentent de mobiliser toutes les forces naturelles de guérison présentes dans l'organisme en rectifiant les déséquilibres chimiques, mécaniques et psychiques. Ils accordent beaucoup d'importance à l'hygiène alimentaire, peuvent préconiser des jeûnes et des régimes de désintoxication qui incluent l'hydrothérapie et ils ont souvent recours aux remèdes homéopathiques, aux plantes médicinales ainsi qu'aux techniques d'ostéopathie (voir phytothérapie, p. 113 à 121; homéopathie, p. 121 à 126 et ostéopathie, p. 131 à 135). Un collège américain, le *John Bastyr College*, a mené des recherches poussées qui ont conclu à l'efficacité de la naturopathie dans le traitement des maladies tant aiguës que chroniques.

Pour soigner une personne sujette à la cystite, un naturopathe vérifiera que le sujet digère et élimine bien, qu'il a une alimentation équilibrée et qu'il ne souffre d'aucune déviation ni d'aucune lésion au niveau de la colonne vertébrale qui pourrait provoquer une dégradation des tissus des organes urogénitaux. Vous trouverez dans l'encadré ci-contre un programme de purification typique en naturopathie. Il peut être utile aussi bien pour la cystite aiguë que chronique, mais il est préférable de le suivre sous la supervision d'un thérapeute qualifié.

Programme de naturopathie préconisé contre la cystite

1. Diète visant à purifier les reins, la vessie et l'urètre

Étape 1: Jeûne liquide

Pendant 5 à 7 jours, ne prenez aucun aliment solide et buvez chaque jour les liquides suivants:

- De la tisane de persil (action diurétique) – à volonté.
- De la tisane de graines de pastèque (purifie) – selon votre soif.

- Du jus de canneberge non sucré (acidifie légèrement l'urine, augmente le débit urinaire et empêche les bactéries d'adhérer aux muqueuses de la vessie et de l'urètre) – jusqu'à 250 ml (8 oz) 2 fois par jour.
- Du vinaigre de cidre, de l'eau et du miel pur – 250 ml (8 oz) 3 fois par jour.

Étape 2: Réintroduction des solides

Pendant 7 à 10 jours ou jusqu'à ce que les troubles disparaissent; mangez et buvez en suivant le régime qui suit:

- Continuez à boire au moins 8 verres ou plus des liquides énumérés ci-dessus (c'est-à-dire pas de thé, café, alcool, boissons gazeuses). Vous pouvez ajouter des jus de légumes frais pressés.
- Évitez tous les produits laitiers et animaux, y compris les œufs. Tenez-vous en à une nourriture végétarienne.
- Consommez de grandes quantités de:
  * légumes frais cuits à la vapeur ou cuits à feu doux; asperges, céleri, panais et carottes sont particulièrement indiqués;
  * céréales entières;
  * salades, y compris persil et cresson;
  * pommes de terre au four;
  * légumineuses, surtout des haricots rouges ou des fèves aduki; faites-les tremper toute une nuit, rincez-les bien et faites-les cuire à petit feu en écumant à plusieurs reprises durant la

cuisson et faites-les égoutter avant de les manger;
* pastèque et fruits autres que des agrumes, que vous devez éviter.

- Comme condiment, utilisez de l'ail pour donner du goût et évitez le sel.

Après cette étape, vous pouvez réintroduire graduellement les autres aliments. Continuez à éviter de manger des protéines animales en grande quantité, car elles surmènent les reins.

2. Hydrothérapie et physiothérapie

Des bains de siège chauds peuvent améliorer la circulation pelvienne et soulager la douleur. Vous pouvez en prendre durant une crise aiguë ou bien une ou deux fois par semaine à titre de prévention.

- Réchauffez la pièce et enveloppez le haut de votre corps dans des serviettes.
- Remplissez à moitié la baignoire d'eau à 37-38 °C, (98-100 °F). Servez-vous d'un thermomètre, car la température doit être précise. Vous pouvez ajouter des plantes médicinales ou des huiles essentielles (voir aromathérapie, p. 97 à 100 et phytothérapie, p. 115 à 118).
- Asseyez-vous dans l'eau en ne trempant que vos fesses et vos hanches. Gardez le haut de votre corps bien enveloppé.
- Restez dans le bain 30 minutes en y ajoutant de temps en temps de l'eau chaude pour maintenir la température constante.

Vous pouvez également appliquer des compresses chaudes et froides pour améliorer la circulation sanguine et le drainage lymphatique dans la région pelvienne (voir aussi aromathérapie, p. 97 à 100).

3. Élimination

Servez-vous de lavements doux, d'aliments naturellement laxatifs et de grandes quantités de fibres d'origine alimentaire pour avoir des selles régulières et favoriser l'élimination des toxines.

4. Nutrition

Maintenez un bon équilibre nutritionnel en ayant recours à des suppléments alimentaires et à des lactobacilles selon vos besoins (voir candidose, p. 107-108 et alimentation et nutrition, p. 151).

Le cas d'Edna

Edna, une retraitée de 75 ans, consulta un naturopathe pour un problème d'incontinence légère, d'urines malodorantes et d'inconfort à la miction. Elle avait subi plusieurs crises de cystite au fil des ans, qu'elle avait réglées elle-même « en buvant beaucoup d'eau » ou, dans les cas plus graves, en prenant des antibiotiques. Elle se demandait si sa faiblesse urinaire était le fait de la « vieillesse ».

Le naturopathe donna à Edna une préparation à base de plantes (contenant de la busserole) destinée à renforcer sa vessie et une autre (contenant de l'échinacée) pour stimuler ses défenses immunitaires. Il lui suggéra d'apporter certaines modifications à son alimentation et lui recommanda de boire chaque jour quatre petits verres de jus de canneberge à la place du thé et du café. Il lui prescrivit en outre une cure de lactobacilles (voir p. 55, 106 et 154), car lors de l'examen, il avait remarqué qu'elle avait un peu de candidose vaginale accompagnée de pertes malodorantes.

Après avoir suivi ce programme pendant quatre semaines, Edna revint le voir tout sourire et lui dit: « Je n'ai plus de problème de vessie et j'ai même pu recommencer à jouer au bowling! »

En résumé: La naturopathie peut aider à soulager la cystite chronique ou aiguë en mobilisant les mécanismes de guérison naturels de l'organisme.

L'ostéopathie et la chiropraxie

Les thérapies manuelles que sont l'ostéopathie et la chiropraxie sont sans doute actuellement les thérapeutiques naturelles les plus acceptées par la médecine conventionnelle. Les États-Unis, l'Australie, la Nouvelle-Zélande ainsi que la plupart des pays européens reconnaissent légalement les praticiens de ces disciplines et leur niveau de formation est très élevé.

L'ostéopathie telle qu'elle existe de nos jours remonte à la fin du XIXe siècle et aux travaux du Dr Andrew Still, un ingénieur qui s'était intéressé aux répercussions qu'un dysfonctionnement mécanique du squelette peut avoir sur les systèmes organiques et les organes internes. Le système de la chiropraxie a été établi par un Canadien, Dr David Palmer, à peu près à la même époque.

Ces deux thérapies font appel à la manipulation de la colonne vertébrale et des articulations à l'aide des mains dans le but de rétablir la santé et de retrouver un fonctionnement normal. La chiropraxie tend à utiliser plus de force que l'ostéopathie et a davantage recours à la radiographie; souvent l'ostéopathie inclut un massage des tissus mous. Certains ostéopathes utilisent même les techniques encore plus subtiles d'ostéopathie crânienne, qui consiste à manipuler les systèmes d'énergie de l'organisme en rééquilibrant la circulation du liquide céphalorachidien à l'intérieur du crâne.

Bien que les thérapies manuelles soient en général associées aux problèmes d'articulations et de dos, on sait depuis longtemps que le fait de corriger les problèmes mécaniques du corps peut améliorer le fonctionnement des organes internes ainsi que la circulation du sang et des liquides organiques. Les recherches sans cesse plus nombreuses effectuées dans ce domaine viennent corroborer cette hypothèse.

Les personnes affligées de cystite ont tendance à souffrir de congestion dans la région pelvienne, ce qui entrave l'innervation à cet endroit et la circulation du sang et de la lymphe vers la vessie et les reins et inversement. Cet état particulier peut survenir à la suite d'infections répétées, de chutes ou de blessures qui ont affecté l'équilibre pelvien, d'une mauvaise posture ou de problèmes liés à l'accouchement. Si le tonus musculaire en général et les muscles du plancher pelvien en particulier sont affaiblis après un accouchement, ou s'il y a un déséquilibre au niveau des extrémités du bassin ou de la position des organes pelviens, les risques de cystite augmentent.

Dans de tels cas, les thérapies manuelles peuvent permettre de replacer les organes pelviens et d'améliorer la circulation dans les tissus avoisinants et ainsi aider à prévenir les cystites récidivantes. Quelques ostéopathes sont également capables d'agir sur les organes internes en les repositionnant.

Un traitement de manipulation des os devrait toujours être effectué par un professionnel qualifié; cette thérapeutique peut également s'accompagner de conseils sur l'alimentation, l'hygiène et le mode de vie ainsi que d'exercices préventifs.

Le cas de Ruth

Ruth, une femme de carrière d'une quarantaine d'années, a eu sa première crise de cystite après avoir recommencé à faire l'amour à la suite de son accouchement. Le travail avait été très long et la naissance difficile puisqu'elle avait nécessité l'utilisation de forceps. Elle s'était sentie mal à l'aise et avait eu des douleurs pendant plusieurs semaines après l'accouchement. La cystite avait disparu après un traitement d'antibiotiques, mais elle était revenue quelques mois plus tard. Un autre traitement d'antibiotiques avait réglé le problème, mais elle craignait d'avoir encore à subir une autre cystite.

Ruth consulta une ostéopathe pour des douleurs au dos. Elle fut surprise que la thérapeute lui dise, après s'être renseignée sur ses antécédents, que ses maux de dos et ses problèmes de cystite pouvaient être dus à son accouchement. Elle n'avait pas fait le lien d'elle-même et n'avait jamais soupçonné que l'ostéopathie pouvait prévenir la cystite.

L'ostéopathe examina sa colonne vertébrale et son bassin et découvrit une forte compression au niveau du sacrum, des mouvements limités dans les articulations du bassin et un tonus musculaire insuffisant. C'est comme si tout s'était « ankylosé » dans cette partie du corps de Ruth. Celle-ci reconnut avoir eu très peur et avoir été extrêmement tendue durant l'accouchement et déclara que ses menstruations, qui étaient revenues depuis peu, étaient plus inconfortables qu'auparavant.

L'ostéopathe prodigua à Ruth cinq traitements au cours desquels elle lui fit de légers massages des tissus mous et appliqua des techniques de manipulation des os ainsi que de la thérapie craniosacrale. Elle lui donna également des conseils sur l'hygiène et l'usage de lubrifiants pendant les rapports sexuels. Au fur et à mesure des traitements, Ruth commença à ressentir davantage de mobilité dans le bas de son corps et ses douleurs au dos disparurent. Elle remarqua qu'elle dormait mieux et que ses règles redevenaient normales. Après six mois, elle n'avait toujours pas eu de nouvelle crise de cystite et envisageait d'avoir un deuxième enfant au cours de l'année. Elle décida que, cette fois-ci, elle aurait recours à l'ostéopathie pendant sa grossesse de même qu'après son accouchement.

En résumé: L'ostéopathie et la chiropraxie peuvent aider à atténuer et à prévenir la cystite dans les cas où il existe une congestion et un déséquilibre au niveau des organes pelviens. Ces thérapeutiques peuvent éventuellement éviter le recours à la chirurgie.

La réflexologie

La réflexologie, qui existait déjà dans l'Égypte ancienne, consiste à appliquer une pression du bout du doigt sur des points réflexes situés sur les pieds dans le but de mobiliser la capacité de l'organisme à s'autoguérir et d'améliorer le fonctionnement des organes internes.

Tout un chacun peut pratiquer la réflexologie et elle est très populaire dans les cliniques de massothérapie et d'esthétique. Bien que l'on puisse la pratiquer soi-même sans problème, il est malgré tout préférable de consulter un praticien expérimenté, car si l'on applique une pression trop forte aux mauvais endroits, cela peut provoquer une désintoxication excessive qui causera de l'inconfort. Il est en outre beaucoup plus relaxant de s'allonger et de se le faire faire par quelqu'un d'autre: les bienfaits pourraient même en être augmentés.

Le massage des points réflexes des reins, de la vessie et des organes de l'appareil urinaire stimuleront le fonctionnement de la vessie et favoriseront le métabolisme hydrique de l'organisme.

La technique métamorphique, mise au point dans les années 1960 par le naturopathe et réflexologue Robert St John, est une forme spéciale de réflexologie qui se concentre sur les points réflexes de la colonne vertébrale qui se trouvent sur le pied. Il semble qu'elle favorise elle aussi la relaxation et la guérison et pourrait être bénéfique aux personnes sujettes à la cystite.

En résumé: La réflexologie favorise la relaxation et peut stimuler les fonctions urinaires. Elle est sans doute le plus utile comme mesure de prévention de la cystite.

Un massage léger appliqué avec le bout du pouce sur ces points réflexes stimule les fonctions urinaires.

1. Les points réflexes des reins (les deux pieds)
2. Les points réflexes de la vessie, des uretères et de l'urètre (les deux pieds)

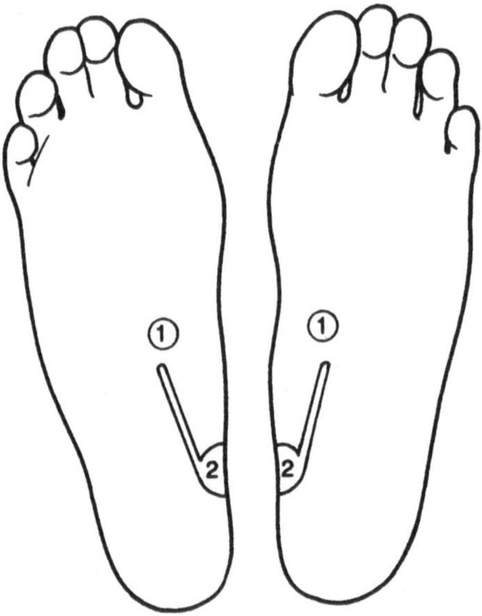

Fig. 4 Les points réflexes de l'appareil urinaire

CHAPITRE 8

Soigner votre esprit

Thérapies psychiques utiles pour traiter la cystite

Bien que la cystite soit en général considérée comme un trouble physique, il faut absolument prendre en compte la dimension psychologique du problème. Des angoisses ou des craintes sous-jacentes peuvent causer du stress qui, à son tour, épuise l'organisme, diminue les défenses naturelles et favorise le développement des bactéries. Si vous voulez véritablement soigner votre corps, il vous faut aussi vous occuper de votre esprit ainsi que de vos émotions.

Les thérapies cognitives

On entend par thérapie cognitive toute thérapeutique au cours de laquelle le sujet tente d'influencer sa façon de penser et d'induire chez lui de nouveaux comportements. Les approches cognitives les plus connues sont les affirmations mentales, la pensée positive et la visualisation.

Les affirmations mentales

Les affirmations mentales sont un moyen de se servir de pensées positives pour accroître son bien-être général. Ces messages mentaux peuvent guider l'organisme vers un meilleur confort et restaurer l'harmonie du corps, de l'esprit et de l'âme.

Louise Hay, qui a écrit un best-seller sur l'autoguérison, affirme que chaque maladie est associée à un modèle mental particulier. Les problèmes de vessie et de reins sont liés, suggère-t-elle, aux sentiments d'angoisse, de déception et de honte, à la crainte de se laisser aller, à un désir de s'accrocher à de vieilles pensées et à un tempérament critique ou à la peur d'être critiqué. Les affirmations qui permettent de se débarrasser de ces sentiments sont: « Je me débarrasse tranquillement de tout ce qui est vieux et je reçois à bras ouverts tout ce qui est nouveau. Je ne risque rien », ou bien: « Il ne se passe que des choses positives dans ma vie. Toute expérience vécue n'apporte que du bien. Il n'y a aucun danger à grandir. »

Il peut être difficile au début de vous convaincre du pouvoir de ces affirmations ou même de vous les dire! Hay vous conseille de les dire à voix haute devant un miroir puis, une fois que vous êtes plus sûr de vous, de commencer à les répéter mentalement. Répétez-les aussi souvent que vous le pouvez durant la journée et surtout le matin au réveil et le soir avant de vous endormir afin de programmer votre cerveau. Les témoignages sur l'efficacité de ces affirmations positives sont innombrables.

Le principe de guérison taoïste

Les affirmations mentales ont leur pendant au sein des systèmes de pensée médicale orientale. Selon la médecine traditionnelle chinoise, par exemple, les reins et la vessie sont reliés au sentiment de crainte. Les craintes et les angoisses peuvent freiner la circulation de l'énergie dans les méridiens de la vessie et des reins et provoquer une stagnation aux alentours des organes internes, que l'on se représente comme un nuage noir. Pour dissiper ce nuage et favoriser la guérison, les guérisseurs taoïstes recommandent de « faire sourire » ses organes internes, jour après jour, en se les imaginant éclatants de santé et en leur parlant! Des recherches modernes ont prouvé que les plantes se développent mieux lorsqu'on leur parle, alors pourquoi pas nos organes internes? Faites l'essai en vous réveillant le matin, dites à vos reins et à votre vessie que vous les aimez et que vous savez qu'ils vont faire du beau travail toute la journée et regardez ce que ça donne!

La pensée positive

Comme son nom l'indique, cette méthode consiste à remplacer les pensées négatives par des pensées positives. Une affection aussi douloureuse et aussi débilitante que la cystite engendre un tas de pensées négatives du genre « Je n'irai jamais mieux », « Je ne peux plus supporter cette douleur », etc. Ces pensées sont bien souvent inconscientes et elles détruisent la confiance en soi sans même qu'on s'en rende compte.

Il faut tout d'abord que vous preniez conscience de ces pensées négatives. Vous devez ensuite les chasser et les remplacer par des remarques positives que vous allez dire à voix haute ou que vous allez répéter mentalement. Par exemple, la pensée « Je n'irai jamais mieux » va devenir « Je vais tous les jours de mieux en mieux ».

En répétant mentalement des pensées positives, vous envoyez à votre cerveau des messages puissants qui peuvent avoir un effet sur les substances chimiques cérébrales et sur la production d'hormones. Les recherches ont démontré que les gens qui sont optimistes et rient beaucoup ont une chimie différente de ceux qui sont pessimistes et déprimés. L'une des différences concerne la production d'endorphines, les opiacés et analgésiques naturels du cerveau. Un taux élevé de ces substances chimiques pourrait avoir une influence sur le niveau de résistance face à la maladie et sur la capacité de l'organisme à lutter contre l'infection.

La visualisation

Une autre façon de faire appel au pouvoir de l'esprit consiste à se créer des images mentales positives. Au cours du processus mental, chacun de nous se sert d'images qui influencent notre mémoire et notre compréhension des événements.

La thérapie par l'art a permis de montrer que les gens malades ou qui ont des organes affaiblis ont tendance à avoir une image mentale négative de la partie de leur corps atteinte. Les cancéreux, par exemple, dessinent bien souvent la zone de leur corps qui est malade en se servant de couleurs sombres et de traits épais. De nombreux praticiens, comme les Simonton en Amérique, prétendent qu'en se formant une image positive pleine de couleur et de lumière, on peut faciliter la guérison de l'organe affecté. Dans la thérapie par l'art, on peut remarquer qu'à mesure que le sujet se forge une opinion plus positive sur sa santé et son rétablissement, les couleurs deviennent spontanément plus claires et les traits plus légers et plus fluides.

Faites-en l'essai. Prenez une feuille de papier blanche et dessinez votre vessie et vos reins. Savez-vous au juste où ils se situent dans le corps, quel est leur aspect, leur forme, leur grosseur, leur couleur, etc. Vérifiez si possible dans un livre d'anatomie et, à partir de là, gardez toujours dans l'esprit une image d'eux saine et positive.

Cette visualisation positive peut aider à renforcer le fonctionnement des reins et de la vessie, car elle facilite le relâchement de la tension musculaire et favorise la circulation de l'énergie vitale.

La consultation et la psychothérapie

Parler de nos difficultés peut aider à diminuer l'angoisse et le stress et à favoriser la détente de notre corps. Il est parfois plus agréable de se confier à un ami, un partenaire ou un parent, mais dans certains cas, il est nécessaire de chercher une aide professionnelle auprès de quelqu'un qui est extérieur au problème. Dans ces moments-là, consultants, psychothérapeutes ou psychologues peuvent s'avérer utiles.

La consultation

La consultation vous permet de parler ouvertement de vos difficultés avec une personne qui est formée pour vous écouter sans porter de jugement et capable de vous aider à trouver une solution à vos problèmes. Un consultant professionnel ne vous dira pas quoi faire, mais il vous aidera à exprimer ce que vous ressentez, à y voir plus clair et à décider quelle mesure prendre pour régler la situation.

La consultation réciproque consiste à établir une relation de consultation avec un ami au cours de laquelle chacun parle ou écoute à tour de rôle pendant une durée déterminée, puis donne son avis sur ce qu'il a entendu. Cette technique peut aider à clarifier certains problèmes et à trouver des solutions.

La psychothérapie

La psychothérapie explore plus en profondeur des processus mentaux inconscients et des expériences vécues dans l'enfance qui peuvent être à l'origine de sentiments de crainte ou de problèmes émotionnels actuels. Il existe de très nombreuses formes de psychothérapie; certaines sont courtes, tandis que d'autres se déroulent sur de longues périodes. Il en est qui font appel à l'inconscient et aux rêves et d'autres qui sont plus analytiques. Prenez tous les renseignements possibles sur la thérapie avant de faire votre choix.

La psychologie

Les psychologues cliniciens traitent les problèmes comportementaux et émotionnels sans avoir recours à la médication. Ils peuvent vous aider à comprendre les causes de vos angoisses et de vos craintes et vous suggérer des techniques qui vous permettront de vous en débarrasser.

Le cas d'Amy

La mère d'Amy, une fillette timide de huit ans, l'a amenée chez une psychologue clinicienne pour un problème d'énurésie nocturne. L'enfant avait commencé à faire pipi au lit deux mois auparavant, à la suite de la mort de sa grand-mère dont elle était très proche. Elle avait commencé à éprouver des problèmes d'incontinence même pendant la journée. Elle n'avait pas réussi à se retenir à l'école et avait fait pipi dans la cour de récréation. Les enfants s'étaient bien évidemment moqués d'elle et elle appréhendait toujours d'aller à l'école. À plusieurs reprises, elle s'était plainte d'une gêne lorsqu'elle urinait et à une occasion, le médecin avait diagnostiqué chez elle une cystite et lui avait prescrit des antibiotiques.

En parlant avec la psychologue, la mère fit remarquer qu'Amy devenait de plus en plus angoissée et renfermée. Même si elle voulait essayer de comprendre sa fille, la mère avoua commencer à en avoir assez de changer tout le temps les draps souillés. Elle reconnut également avoir passé moins de temps que d'habitude avec Amy, car elle avait elle-même l'esprit entièrement occupé par le deuil de sa mère.

Amy dit qu'elle était contrariée d'avoir perdu sa grand-mère. Elle avait à présent peur que sa mère puisse mourir elle aussi et elle pensait que c'était un peu de sa faute, même si au fond d'elle-même elle savait que ce n'était pas vrai. La relation qu'elle avait eue avec sa mère et sa grand-mère lui manquait et elle redoutait les moqueries des enfants à l'école.

La psychologue aida Amy et sa mère à parler de leur deuil et de leur chagrin. Elle montra à la mère combien sa fille avait besoin de son aide et elle leur permit de trouver des manières de passer de nouveau du temps ensemble. En s'exprimant sur son deuil, Amy vécut moins d'angoisse par rapport à la mort et à ses sentiments de culpabilité.

La psychologue montra à Amy des exercices destinés à lui donner confiance en elle et lui suggéra de se trouver une nouvelle tâche à l'école qui lui permettrait de se faire des amis et l'aiderait à vaincre sa peur des moqueries.

Finalement, la psychologue enseigna à Amy et à sa mère quelques trucs destinés à contrôler la miction, par exemple ne pas boire après une certaine heure dans la soirée, se réveiller la nuit pour vidanger la vessie, aller aux toilettes dès que l'envie s'en fait sentir et toujours vider complètement la vessie durant la journée, et changer de sous-vêtement après chaque fuite involontaire d'urine afin d'éviter tout risque d'infection.

En quelques semaines, Amy redevint détendue et gaie, elle réussit mieux à contrôler sa vessie et elle n'eut pas d'autres infections. La psychologue l'avait aidée ainsi que sa mère à traverser une épreuve difficile de la vie et à apporter des changements qui allaient redonner à la fillette confiance en elle et lui permettre d'améliorer le contrôle de sa vessie.

Les élixirs floraux

Les élixirs floraux font appel à la quintessence (essence la plus pure) des plantes pour soigner les états d'esprit négatifs qui passent pour être à l'origine de la maladie. Les essences florales les plus connues en Occident sont celles du Dr Edward Bach qu'il a créées en Angleterre au début du XXe siècle. Il en existe néanmoins de nombreuses autres: d'Australie, d'Afrique, de l'Himalaya et des forêts tropicales, pour ne citer que celles-là.

On a décrit les élixirs floraux comme étant « une conscience liquide » qui transporte la mémoire énergétique de la plante et transforme les programmes mentaux. Ce qu'ils ont d'extraordinaire, c'est qu'ils sont sans danger, bon marché et non toxiques et qu'on peut les employer en même temps que des médicaments ou d'autres thérapeutiques en vue de promouvoir la guérison.

On choisit toujours les élixirs floraux en tenant compte de la personne dans sa totalité et non en fonction d'un symptôme particulier. Dans l'encadré ci-après, vous trouverez néanmoins, à titre indicatif, une liste d'essences florales qui pourraient être utiles aux personnes souffrant de cystite. Il est bien sûr toujours préférable de consulter un spécialiste qui sera plus apte à choisir les élixirs floraux qui vous conviennent personnellement.

Élixirs floraux recommandés en cas de cystite

Mimulus (Muscade) Élixir floral de Bach créé initialement par le Dr Edward Bach et fabriqué actuellement par ses successeurs au *Edward Bach Centre* dans l'Oxfordshire, en Angleterre.
Effet: Agit sur les craintes connues quotidiennes comme la douleur, l'obscurité et la solitude. Donne du courage et aide à surmonter les peurs. On peut également utiliser ***Aspen*** (Tremble) contre les craintes vagues et les sentiments d'appréhension et d'inquiétude. Aide à relativiser ses craintes. Le ***Rescue Remedy*** (Remède de secours) est également utile.

Pansy (Pensée) Essence florale créée par Judy Graham en Amérique.
Effet: Agit sur le fonctionnement des glandes surrénales et des reins et aide à éliminer les toxines. Aide à surmonter le chagrin ancré profondément à la suite de la perte d'un être cher.

Marigold (Œillet d'Inde) Essence florale créée par Judy Graham en Amérique.
Effet: Contre la culpabilité et la confusion sexuelles. Rééquilibre les hormones et le fonctionnement de la prostate ainsi que les côtés masculin et féminin de la personnalité.

Fringed Violet *(Thysanotus tuberosus)* Élixir floral du bush australien créé par Ian White, qui appartient à une famille d'herboristes depuis cinq générations.
Effet: Contre le choc et le traumatisme, le manque d'énergie et de vitalité et un mauvais rétablissement. ***Bush Iris*** *(Paternosia longifolia)* et ***Dagger Hakea*** *(Hakea teretifolia)* peuvent aussi être indiqués.

Brown Kelp (Algue brune) Essence canadienne créée par Sabina Petit à partir de la vie marine du littoral nord-ouest de l'Amérique.
Effet: Agit sur le méridien de la vessie et a un effet sur les infections vésicales et les déséquilibres hydriques. Aide à changer de perception et à supprimer la peur et la confusion.

Les élixirs floraux se préparent en mélangeant quelques gouttes de teinture dans de l'eau que l'on boit à petites gorgées 2 à 4 fois par jour.

L'hypnothérapie

L'hypnothérapie consiste à provoquer un état profond de relaxation, puis à imprimer des suggestions dans le subconscient afin d'influencer l'esprit et le corps lorsqu'ils sont à l'état de veille. Dans la plupart des hypnoses médicales, vous êtes pleinement conscient de ce qui se passe, mais l'état profond de relaxation dans lequel vous vous trouvez permet à votre cerveau d'être réceptif aux idées qu'on y fait pénétrer. Il s'agit en fait d'une forme de programmation mentale qui contourne le conscient.

Les recherches ont prouvé que l'hypnose peut aider à diminuer la douleur, l'angoisse et la tension; elle peut dès lors avoir son utilité auprès des sujets atteints de cystite accompagnée d'une grande quantité de stress et d'angoisse. Cette thérapie donne facilement lieu à des abus; il faut donc être particulièrement vigilant et ne consulter qu'un thérapeute expérimenté et de confiance.

La méditation

La méditation provoque un état mental de calme et de concentration, contribue à atténuer le stress et favorise la guérison. Il existe de nombreuses techniques différentes qui font appel à la respiration, la visualisation et la répétition de *mantras* qui sont des mots ou des sons à caractère puissant.

Les recherches ont démontré que lorsqu'il est plongé dans un état méditatif, le corps est détendu, ses processus physiologiques et mentaux sont ralentis et la guérison peut donc s'opérer.

La relaxation

La relaxation permet de prendre conscience de la tension musculaire, due stress de la vie moderne, puis de l'éviter. La méthode de relaxation la plus connue est sans doute la relaxation progressive de Jacobson qui consiste à tendre, puis à relâcher différents muscles du corps. Cette technique a pour but d'apprendre à reconnaître qu'un de nos muscles est tendu et, par la suite, à acquérir la capacité de le relâcher.

D'autres techniques, comme le training autogène de Schultz, font appel à des suggestions mentales et à la visualisation pour communiquer à tout le corps une impression de relaxation. Les suggestions principales sont les sensations de lourdeur, de chaleur et de calme.

Lorsque le corps est détendu, le sang et la lymphe peuvent circuler librement et les fonctions immunitaires s'en trouvent améliorées. De nombreuses personnes qui souffrent de cystite récidivante sont tendues et angoissées par la douleur que chaque crise leur impose. La relaxation est donc une étape importante du processus de guérison.

Les thérapies sexuelles

Les problèmes de sexualité sont souvent étroitement liés à la cystite et la dimension affective peut être aussi importante que les aspects physiques. S'il existe des problèmes dans la relation de couple ou des angoisses ou des craintes associées à l'acte sexuel, il s'ensuit une tension et une diminution de la production des lubrifiants naturels qui sont sécrétés lors de l'excitation. En l'absence d'hydratation vaginale, il y a une augmentation des risques de meurtrissures et d'inflammation qui peut éventuellement occasionner une infection.

Peut-être vous suffira-t-il de discuter ouvertement avec votre partenaire pour que la tension disparaisse et que vos rapports intimes soient plus décontractés. Il arrive parfois, cependant, que des craintes face à l'acte sexuel ou que de la culpabilité ou de la honte – notamment dans le cas d'une personne qui a subi une agression sexuelle – soient si profondément enracinées qu'il faille chercher l'aide d'un professionnel. La frigidité et les dysfonctions sexuelles peuvent être également à l'origine du problème.

Un consultant qualifié ou un psychothérapeute seront en mesure de vous aider à régler des problèmes affectifs. Si les difficultés sont plutôt d'ordre sexuel, il serait préférable de consulter un psychologue clinicien ou un sexologue.

CHAPITRE 9

Alimentation et nutrition

Il est vraiment primordial d'avoir un régime alimentaire sain et équilibré autant pour prévenir la cystite que pour s'assurer une bonne santé. Actuellement, l'alimentation des pays occidentaux accorde une grande place aux aliments sans valeur nutritive, matières grasses saturées, farines et sucres raffinés, le tout arrosé de boissons gazeuses sucrées ou de stimulants tels que thé et café. Au fil des ans, tous ces éléments finissent par avoir un effet désastreux sur la santé: artères et veines obstruées, mauvaise absorption des nutriments, détérioration du fonctionnement des organes internes et dégradation des tissus. Si vous prenez votre santé au sérieux et tenez sincèrement à l'améliorer, il vous faudra être prêt à faire des efforts et à apporter des modifications à votre hygiène alimentaire.

Une bonne alimentation doit compter beaucoup de légumes frais (de préférence de culture biologique ou cultivés soi-même afin d'éviter les produits chimiques et les agents de conservation toxiques), des céréales entières, des fruits cultivés localement, des protéines végétales, des acides gras essentiels et de grandes quantités d'eau fraîche, de jus de fruits et de tisanes douces. Il faut en outre privilégier les modes de cuisson à la vapeur ou à l'étouffée qui préservent les éléments nutritifs.

Un régime alimentaire sain devrait être plutôt alcalin (basique), car un milieu de ce type favorise l'absorption des nutriments de même que l'échange intercellulaire des éléments nutritifs et des produits de déchets. Une alimentation qui contient trop d'aliments sans valeur nutritive ou trop de protéines animales, de sucres et de glucides raffinés est très acide et contribue à une mauvaise absorption des éléments nutritifs et à une accumulation des toxines.

Une alimentation saine pour être en meilleure santé et prévenir la cystite

- Mangez beaucoup de légumes frais, de préférence de culture biologique et cuits à la vapeur.
- Choisissez toujours des céréales à grains entiers (riz brun, pâtes de blé entier, muesli, pain de seigle, etc.) au lieu de produits blancs, raffinés.
- Consommez principalement ou uniquement des protéines végétales. Limitez votre apport de protéines animales que l'organisme a plus de mal à digérer.
- Utilisez des huiles pures, insaturées, comme l'huile de lin, qui fournissent des acides gras essentiels.
- Consommez avec modération des fruits de culture locale. Évitez les fruits qui ne sont pas de saison, les agrumes et les fruits tropicaux.
- Évitez ou limitez tous les produits laitiers, car ils sont très acides. Comme sources de calcium, il est préférable de manger des légumes, des algues et

des graines de sésame; le calcium qu'ils contiennent est plus facilement absorbé par l'organisme.

- Buvez de grandes quantités d'eau de bonne qualité, des jus de fruits et de légumes faits maison et des tisanes douces. (Essayez de boire au minimum 1,5 à 2 litre [48 à 64 oz] par jour et même plus s'il fait chaud ou si vous faites de l'exercice.) Éliminez ou limitez votre consommation de café, thé et boissons gazeuses qui causent tous une irritation de la vessie et perturbent le métabolisme des liquides organiques.

Dans certains cas, lorsqu'une personne est très fatiguée ou incapable de se préparer de la bonne nourriture, elle peut avoir recours aux suppléments alimentaires. Les éléments nutritifs les plus essentiels sont ceux qui stimulent les fonctions immunitaires, préservent l'intégrité des cellules et des muqueuses et favorisent la guérison. Vous trouverez ci-dessous un exemple de thérapie nutritionnelle.

Suppléments alimentaires

Vitamines et minéraux

Vitamine C: 500 mg toutes les 2 heures ou jusqu'à 6 fois par jour. Les produits qui renferment des bioflavonoïdes ou qui sont tamponnés, avec de l'ascorbate de magnésium par exemple, sont mieux tolérés et moins nocifs pour les dents. Si vos selles deviennent liquides, diminuez la dose. Stimule les fonctions immunitaires et la restauration des tissus et aide à lutter contre l'infection.

Vitamine A: 25 000 UI par jour. Ne dépassez pas cette dose sans supervision médicale. Contre-indiquée durant la grossesse.
Indispensable à l'entretien des muqueuses.

Vitamine du complexe B: 2 fois par jour (de préférence sans levure).
Fortifie le système nerveux et contribue à la désintoxication.

Vitamine E: 400 UI 1 ou 2 deux fois par jour.
Favorise la cicatrisation des tissus cutanés.

Huile de lin: 1000 mg par jour.
Acide gras essentiel qui régule le système nerveux et d'autres systèmes.

Zinc: 30 mg le soir pris *avec de l'eau uniquement.*
Stimule les fonctions immunitaires et la restauration des tissus.

Autres suppléments

Ail: Consommez-le frais ou prenez 1 à 3 capsules par jour.
Stimule les défenses immunitaires et augmente la résistance à l'infection.

Lactobacillus acidophilus et ***Bifidobacterium bifidus:*** Ces lactobacilles sont offerts sous forme de poudre ou en capsules. Prenez-les au réveil et juste avant de vous coucher et ne buvez aucun liquide chaud dans les 30 minutes qui suivent. Choisissez un produit qui ne contient pas de substance laitière si vous êtes allergique au lactose.

Procurez-vous des produits de bonne qualité dans des magasins de confiance. Autant que possible, choisissez des capsules en matière végétale plutôt qu'en gélatine et évitez les produits qui renferment beaucoup d'agents de remplissage et de conservation.

Remarque: Les quantités indiquées ci-dessus conviennent aux *adultes*. On ne devrait donner des suppléments alimentaires aux enfants que selon les recommandations d'un thérapeute nutritionniste expérimenté. Tous les suppléments cités dans cet encadré, à l'exception du zinc et des lactobacilles, *doivent être pris avec de la nourriture*.

CHAPITRE 10

Comment trouver et choisir un thérapeute

Quelques conseils utiles pour vous guider dans votre démarche

Le nombre de praticiens qualifiés en thérapies naturelles ne cesse d'augmenter et il est de plus en plus facile d'en trouver un capable de nous apporter une aide efficace. Il n'en reste pas moins que les programmes de formation, les associations professionnelles et les pratiques en matière de publicité sont différents d'un pays à l'autre et qu'il est utile de savoir, au départ, où et quoi chercher.

Comment trouver un thérapeute qualifié

La meilleure façon de dénicher un bon thérapeute est sans contredit le bouche à oreille. Amis, parenté, voisins ou collègues pourront peut-être vous en recommander un. Demandez également à votre médecin de famille. S'il connaît les thérapies naturelles et s'y intéresse, il les pratique peut-être lui-même ou sera du moins en mesure de vous conseiller quelqu'un. Vous pouvez également vous adresser à la pharmacie du coin ou encore téléphoner aux thérapeutes en médecines douces de votre quartier qui connaîtront peut-être un praticien dans la discipline dont vous avez besoin.

Ressources nationales

Pour chaque thérapie, les associations professionnelles nationales possèdent des répertoires tenus à jour de leurs membres et elles sont en général toujours prêtes à fournir des listes de thérapeutes locaux ainsi que des renseignements sur la thérapeutique en question. Tout praticien de bonne réputation fait partie d'une association ou d'une autre. Il existe également un nombre croissant d'organismes qui s'intéressent aux thérapies naturelles et qui pourront vous fournir de l'information sur une vaste gamme de traitements ainsi que les coordonnées des praticiens.

Les organismes nationaux qui s'intéressent à la cystite ou encore les groupes d'entraide (locaux et nationaux) pourraient également vous aider (voir adresses utiles à la fin du livre). On peut en général obtenir les adresses et les numéros de téléphone requis auprès des compagnies de téléphone ou dans les bibliothèques.

Si vous avez un ordinateur, vous pouvez trouver de bonnes sources dans Internet ou par les réseaux informatiques; il faudrait dans ce cas vérifier deux fois plutôt qu'une, car l'on ne connaît pas toujours la source de l'information!

Ressources locales

Les centres de santé naturelle, magasins de produits naturels, bibliothèques, librairies alternatives, bureaux de renseignements municipaux ou centres communautaires pourraient avoir une liste des thérapeutes situés dans votre région ou encore des cartes professionnelles ou des dépliants mis à votre disposition. Méfiez-vous cependant des annonceurs peu scrupuleux. Un grand nombre d'associations professionnelles interdisent la publicité privée et n'autorisent les entreprises qu'à s'inscrire dans les bottins ou les journaux; par conséquent, ceux qui font une publicité un peu trop voyante ne sont pas forcément les meilleurs ni les plus recommandables.

Les imprimés constituent une autre bonne source d'information. Vous pouvez chercher dans les annuaires communautaires, bottins commerciaux ou même journaux et magazines locaux. Il arrive que des cliniques multidisciplinaires y annoncent leurs services. Certaines cliniques offrent même un service de consultation en vue de vous aider à choisir la thérapeutique qui vous conviendra le mieux.

Dix moyens de trouver un thérapeute

- Bouche à oreille (une des meilleures manières)
- Cabinets de médecins ou cliniques médicales
- Associations nationales de thérapeutes (voir adresses utiles à la fin du livre)
- Organismes nationaux qui s'occupent de la cystite (voir adresses utiles à la fin du livre)
- Groupes locaux ou nationaux d'entraide aux personnes atteintes de cystite
- Réseaux informatiques tels qu'Internet
- Centres de santé naturelle locaux
- Librairies alternatives ou magasins de produits naturels locaux
- Bibliothèques et bureaux de renseignements municipaux
- Bottins, journaux et magazines locaux

Comment choisir un thérapeute

Une fois que vous avez trouvé un thérapeute, vous devez juger par vous-même s'il vous convient. Pour ce faire, il vous faut vérifier les détails suivants:

- Quelles sont ses qualifications et sa formation?
- Depuis quand pratique-t-il sa discipline?
- Appartient-il à une association professionnelle reconnue dotée d'un code de déontologie?
- Souscrit-il à une assurance indemnité professionnelle?
- Quelle expérience a-t-il dans le traitement de la cystite?

La majorité des praticiens se feront un plaisir de répondre à vos questions. Vous pouvez également vérifier si le cabinet est propre et bien rangé et s'il fait professionnel.

Vous devez vous sentir à l'aise avec le thérapeute. Si vous ne semblez pas vous entendre, cherchez-en un autre. Votre contact avec le thérapeute est tout aussi important que la thérapie elle-même et vous devez avoir entière confiance en cette personne et ne pas douter de ses capacités.

Se renseigner sur les associations professionnelles

Après avoir terminé un cours de formation reconnu, les thérapeutes s'inscrivent en général à des associations professionnelles. Celles-ci fournissent un certain nombre de services, qui consistent notamment à:

- contrôler l'enseignement et la formation;
- fournir au public de l'information sur leur discipline;

- mettre à jour des annuaires de leurs membres;
- proposer à leurs membres une assurance professionnelle;
- répondre aux plaintes et s'occuper des procédures disciplinaires;
- informer les membres de tout changement légal.

Toute association sérieuse n'hésitera pas à fournir directement au public tous les renseignements requis sur ses objectifs et ses activités. Pour vérifier sa crédibilité, vous pouvez poser les questions suivantes:

- Quand l'association a-t-elle été fondée?
- Combien de membres compte-t-elle?
- Quelles sont les conditions d'adhésion à cette association?
- Possède-t-elle un code de déontologie, un mécanisme de traitement des plaintes et un système de procédures disciplinaires à l'endroit de ses membres?
- Tous ses membres sont-ils protégés par une assurance professionnelle en cas de dommages causés accidentellement, de négligence ou de faute professionnelle?
- Est-elle rattachée à une école en particulier ou ses membres proviennent-ils de plusieurs établissements de formation? Fait-elle partie d'un réseau d'organismes? Les associations qui ont des liens plus étendus ont sans doute des critères d'admission plus élevés et davantage de crédibilité.
- S'agit-il d'un organisme de bienfaisance, d'une organisation chapeautant des établissements de formation ou d'une entreprise privée? Les associations caritatives sont des organismes à but non

lucratif qui ont pour objectif de promouvoir les différentes thérapeutiques et de servir les intérêts du public. Les entreprises privées sont plus intéressées par les aspects financiers liés à leurs activités.

Vérifier la formation et les qualifications du thérapeute

N'ayez pas peur de demander ce que signifient les lettres qui suivent le nom du thérapeute ou de demander quelle est sa formation.

- Combien de temps dure la formation?
- Est-elle à temps plein ou à temps partiel?
- Comprend-elle une formation pratique auprès des patients sous supervision? Vous devez vous assurer que le thérapeute a reçu une formation pratique et pas simplement théorique.
- Les qualifications sont-elles reconnues? Si oui, par qui?

De plus en plus de médecins suivent une formation en thérapies naturelles; il devient donc plus facile de trouver des praticiens qui ont de surcroît une formation en médecine, si c'est ce que vous préférez. Par contre, le fait que la personne ait des qualifications en médecine ne veut pas nécessairement dire qu'elle est expérimentée dans le genre de thérapeutique que vous avez choisie. Au Royaume-Uni, par exemple, un médecin peut pratiquer l'acupuncture après n'avoir suivi qu'une fin de semaine de formation ou n'avoir lu qu'un ouvrage d'acupuncture. Le niveau d'expertise de cette personne peut difficilement se comparer à celui d'un thérapeute qui a suivi trois années, ou même davantage, de formation spécialisée en acupuncture. Voilà pourquoi il est utile de se renseigner avec exactitude sur la formation du thérapeute.

Faire un choix

Une fois que vous avez vérifié la formation et les qualifications du thérapeute ainsi que son appartenance à une association professionnelle et son expérience dans le domaine de la cystite, l'étape suivante consiste à essayer le traitement qu'il vous propose. Si vous vous sentez à l'aise avec le thérapeute et satisfait du traitement, vous pouvez faire un essai en suivant scrupuleusement les recommandations du thérapeute et en terminant une série complète de traitements. Cependant, si à ce moment-là, le thérapeute ne vous plaît pas ou le traitement ne vous satisfait pas, n'hésitez pas à cesser la thérapie.

Précautions à prendre

- Vérifiez le coût du traitement et des remèdes avant de vous engager. Attendez-vous à payer le tarif normal pour le traitement ainsi que pour des remèdes, le cas échéant, mais faites attention si on vous demande de payer d'avance des sommes importantes. De nombreux thérapeutes offrent des réductions pour les enfants, les personnes âgées et celles qui ont des difficultés financières; n'hésitez pas à vous renseigner au besoin.
- Méfiez-vous de tout thérapeute qui promet de vous « guérir » ou qui vous conseille d'arrêter de prendre d'autres médicaments. Ne changez de médication que sur l'avis de votre médecin traitant.

- Si vous avez besoin de vous dévêtir, n'ayez pas peur de vous faire accompagner dans le cabinet par une personne du même sexe que vous. Si le thérapeute vous fait des avances sexuelles, sortez sur-le-champ et signalez l'incident à l'association professionnelle concernée.
- Si le cabinet est très fréquenté, prenez des rendez-vous pour la série complète de traitements afin de ne pas subir d'interruption, mais n'oubliez pas d'aviser le thérapeute si vous devez annuler un rendez-vous, sinon vous risquez d'être obligé de payer malgré tout.

Que faire si les choses tournent mal

Si vous avez l'impression que la thérapie ne donne pas de résultats, demandez-vous en tout premier lieu si vous avez fait tout ce qu'il fallait pour que ça fonctionne. Avez-vous attendu suffisamment longtemps? (La plupart des remèdes naturels ont un effet beaucoup plus lent que les médicaments modernes et avec certains d'entre eux, vous serez même encore plus malade avant de vous sentir mieux.) Avez-vous reçu suffisamment de séances de traitement? Avez-vous bien suivi tous les conseils du thérapeute?

Si votre insatisfaction provient du thérapeute plutôt que de la thérapie, vous devez tout d'abord vous demander si la personne a véritablement manqué à ses engagements ou s'il s'agit plutôt d'un conflit de personnalité, auquel cas il serait préférable de vous faire soigner ailleurs. Si vous avez la certitude que le thérapeute a fait preuve d'incompétence ou de négligence ou s'il a manqué de professionnalisme ou s'est comporté d'une manière contraire à la déontologie, vous devriez prendre les mesures qui s'imposent. Vous aurez ainsi la chance de mettre les choses au clair, de permettre au thérapeute de corriger la situation s'il y a lieu et de vous protéger en même temps que de protéger d'éventuels clients.

- Si possible, discutez du problème directement avec le thérapeute. Ce dialogue lui permettra de clarifier la situation s'il y a eu un réel malentendu.
- Si vous êtes dans l'impossibilité de parler avec le thérapeute ou si la réponse qu'il vous a donnée ne vous satisfait pas, contactez l'association professionnelle dont il est membre ou la direction, s'il s'agit d'un traitement reçu dans un centre de santé. Il pourrait s'ensuivre une enquête indépendante et, éventuellement, des sanctions disciplinaires.
- Si la faute commise est d'ordre criminel, faites une déclaration à la police ou consultez un avocat ou l'aide juridique.
- Si vous êtes vraiment mécontent, racontez à d'autres personnes votre expérience malheureuse. Une mauvaise publicité fait beaucoup de tort à un thérapeute et peut très vite lui faire fermer ses portes. Ne répandez toutefois jamais de fausses rumeurs malveillantes, car le thérapeute pourrait alors vous poursuivre en diffamation.

Conclusion

La majorité des thérapeutes se trouvent à être des personnes responsables et bienveillantes qui ont investi beaucoup de temps, d'argent et d'efforts dans leur formation en vue de pratiquer la ou les thérapeutiques qu'ils ont choisies. Ce sont pour la plupart des professionnels qui ont véritablement à cœur de vous aider à guérir. Comme dans toutes les professions, il existe néanmoins des exceptions et il faut toujours vous méfier des incompétents ou des charlatans.

Pour qu'une thérapeutique vous apporte un maximum de bienfaits, il faut absolument que vous preniez votre santé en main. Faites appel à votre bon sens et à votre intuition lorsque vous choisissez une thérapie ainsi qu'un thérapeute, et à votre sagesse et à votre autodiscipline quand il s'agit de suivre comme il faut les étapes du traitement. Prenez part activement à votre traitement en discutant avec votre thérapeute des méthodes utilisées ainsi que de leurs effets éventuels et en faisant tout votre possible pour améliorer votre santé. Surveillez de près vos progrès et cherchez autre chose si vous le jugez nécessaire, ou au contraire continuez le traitement si besoin est. Même si vous ne réussissez pas la première fois, persévérez jusqu'à ce que vous trouviez une thérapie et un thérapeute qui vous aident vraiment.

Les efforts que vous y mettrez seront récompensés, car en plus de vous soulager de la cystite, ils vous permettront d'améliorer votre état général et de retrouver votre vitalité. Vous aurez en outre établi une relation de confiance avec un thérapeute qui sera en mesure de vous aider à rester en bonne santé.

Adresses utiles

Les organismes listés ci-dessous ont été choisis à titre d'information. Cela ne les implique d'aucune manière. De plus, ces organismes ne souscrivent pas nécessairement aux points de vue exprimés dans ce livre.

CANADA

Association canadienne de naturopathie
4174, rue Dundas Ouest
Suite 304
Etobicoke (Ontario)
Canada M8X 1X3
Tél. : (416) 233-2924

Association médicale holistique canadienne
700, rue Bay
P.O. Box 101, Suite 604
Toronto (Ontario)
Canada M5G 1Z6
Tél. : (416) 599-0447

Société canadienne ostéopathique
575, rue Waterloo
London (Ontario)
Canada N6B 2R2
Tél. : (519) 439-5521

QUÉBEC

Corporation des praticiens en médecines douces du Québec
5110, rue Perron
Pierrefonds (Québec)
Canada H8Z 2J4
Tél. : (514) 634-0898

Association professionnelle des acupuncteurs du Québec
4822, rue Christophe-Colomb
Montréal (Québec)
Canada H2J 3G9
Tél. : (514) 982-6567

FRANCE

ADLF (nutrithérapie)
35, allée Vivaldi
75012 Paris
France

Fédération nationale de médecine traditionnelle chinoise
73, boul. de la République
06000 Cannes
France
Tél. : 04 93 68 19 33

Association zen internationale
17, rue Keller
75011 Paris
France
Tél. : 01 48 05 47 43

Organisation médicale homéopathique internationale
BP 77
69530 Brignais
France

INSA (aromathérapie)
11, rue Georges-Bernanos
60200 Compiegne
France

Centre de réflexologie EDIPAURE
2, allée Jean-Jaurès
81500 Lavaur
France

BELGIQUE

CAPM (aromathérapie)
25, avenue Calys
1030 Bruxelles
Belgique

Fédération médicale homéopathique belge
Chaussée de Wavre 59
1050 Bruxelles
Belgique

Centre de réflexologie
Avenue du Commandant Lothaire 12
1040 Buxelles
Belgique

SUISSE

Société suisse d'homéopathie
Hus am Sportzplatz,
Case Postale
CH 8134 Adliswil
Suisse

Association suisse pour l'alimentation
Bernstrasse 135
CH 3052 Zollikofen
Suisse

Association des praticiens en thérapeutiques naturelles
14, avenue de La Rochelle
CH 1008 Prilly
Suisse

Index